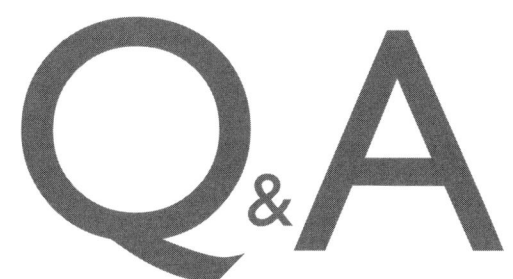

家族のための自閉症ガイドブック

専門医による診断・特性理解・支援の相談室

精神科医
服部陵子

自閉症とは何ですか？
診断はどのようにしますか？
自閉症にはどんな特徴がありますか？
子育てにとても苦労します。ほかの家族はどうですか？
家庭で指導していく上で大事なことは何ですか？
どんな療育を受ければよいですか？
視覚的支援とは何ですか？
学齢期はどんな心配がありますか？
etc...

明石書店

はじめに

　自閉症などの精神発達の問題や心の問題を持つ子どもたちを診るために児童精神科医となり、40年が経ちました。自閉症と診断した人たちは3000名を超えます。その間、大学附属病院、自閉症親子学級、精神科病院、精神科クリニックと、さまざまな場で自閉症の人たちにかかわりました。

　幸運にも、児童精神医学の第一歩を高木隆郎先生（当時京都大学医学部精神科）のもとで学ぶ機会に恵まれました。当時、カナーやアスペルガーに始まった自閉症研究が、ラターらの言語認知障害説へと助走を始めた時期であり、その体験はその後の臨床の礎になりました。

　振り返ればいつも、自閉症の養育の難しさを家族とともに悩み、医療者として何ができるかを考えつづけた年月でしたが、仲間とともに、行動学習理論を学び、IEP（個別教育プログラム）研究会、そしてTEACCHプログラム研究会で学び、診断から支援へと臨床の道がひらけました。

　自閉症の診断を受けたばかりの家族は、さまざまな質問を投げかけます。「治りますか？」「障害ですか？　個性とは違いますか？」「原因は何ですか？」「何から指導すればいいのですか？」「療育はどこで受けるのですか？」「学校はどうなりますか？」「将来は？」等々。

　これらの家族からの切羽詰まった質問に十分答える時間がないのが臨床の場の現状です。そのような現状をふまえ、本書は初級者向けガイドブックとなることを目指し、あわせて中級者にも、基本を学びなおすために有用となる内容としました。自閉症は狭い意味での治療法はなく、特性をよく理解した上での支援が最も大切です。その支援で最も大事であるのは、米国の学校教育のモデル校に見られるように、TEACCHプログラムに準拠する構造化や視覚的支援、ABAの考え方、そしてPECSなどのコミュニケーション支援です。

　本書は家族からの質問を軸に構成し、自閉症の医学から支援まで基本的な理解と概観が得られるようにしました。事例として登場するたくさんの子どもたちは、自閉症を持つことによる具体的な生活上の困難さや、それをめぐる周りの人たちとの関係を教えてくれます。また、この領域で世界をリードする英国自閉症協会の指導者による『自閉症スペクトラム児との暮らし方――実践ガイド』と、ショプラー編著『自閉症への親の支援――TEACCHプログラム入門』の2冊から、家族による実践の例をいくつかの章で紹介しました。このような実践は、親たちを励ます力をもっていると思います。本書が自閉症入門または学びなおしの一助となれば幸いです。

服部陵子

●目　次●

はじめに　3
こんな事例一覧　8

第1章　自閉症の医学と診断……………………………………………… 11
- **Q1**　自閉症とは何ですか？　12
- **Q2**　原因は何ですか？　15
  - ≪もっと詳しく≫　自閉症の脳構造と脳機能／三角頭蓋について
- **Q3**　遺伝は関係がありますか？　18
  - ≪もっと詳しく≫　きょうだいとも自閉症の例／自閉症の遺伝／家族内に同タイプの人がいることのメリット
- **Q4**　診断はどのようにしますか？　20
  - ≪コラム≫　診断を受けるメリット
- **Q5**　重症度や発達段階の評価はどのようにしますか？　23
  - ≪コラム≫　親の気持ち——診断を受けてから現在まで
  - ≪コラム≫　発達障害の人が精神科（病院）を訪れるとき

第2章　自閉症の特徴と合併障害………………………………………… 33
- **Q1**　自閉症にはどんな特徴がありますか？　34
  - ≪もっと詳しく≫　一次的な特徴と表れる結果／てんかん発作の合併について／心の理論と実行機能障害
  - ≪コラム≫　得意領域の才能
- **Q2**　子育てにとても苦労します。ほかの家族はどうですか？　42
- **Q3**　自閉症の中でどのタイプにあたりますか？　44
  - ≪もっと詳しく≫　「自閉症スペクトラム」について／高機能自閉症の診断について
- **Q4**　将来はどうなりますか？　48
- **Q5**　教育相談でLDと言われました。LDとは何ですか？　50
- **Q6**　ADHDの合併と診断されました。ADHDとは何ですか？　53

第3章　家庭養育と療育…………………………………………………… 57
- **Q1**　家庭で指導していくうえで大事なことは何ですか？　58
- **Q2**　どんな療育を受ければよいですか？　61
- **Q3**　朝の支度のときグズグズして進みません。　63

Q4 ほかの家族の理解と協力がえられません。　65
　　《コラム》　家族から支援者への発信

第4章　食事・排泄・睡眠の指導……………………………………………… 71
Q1 偏食が強く食べてくれません。　72
Q2 4歳になるのに未だにトイレで排泄ができません。　75
　　《コラム》　DVD「トイレでうんち！」の力を借りたわが家のトイレット・トレーニング
Q3 寝つきがわるく睡眠がうまくとれません。　79

第5章　言葉の指導と遊びの指導……………………………………………… 81
Q1 まだ言葉を話しません。言葉の理解もできないようです。　82
Q2 言葉の指導はどうすればよいですか？　86
　　《コラム》　言語聴覚士からみた自閉症の子どもの言語指導
Q3 絵カードは何のために使いますか？　91
Q4 スケジュールとは何ですか？　93
Q5 PECSについて知りたいです。　96
Q6 おもちゃで遊びません。　98
Q7 どんな遊具が役にたちますか？　100
Q8 ワーク（課題）とは何ですか？　103

第6章　多動・癇しゃく（パニック）・感覚過敏・こだわりの指導 …… 105
Q1 多動で遊びに集中しません。　106
Q2 外出先で静かに待てません。　108
　　《コラム》　いたずらが多くて困ります
Q3 癇しゃくが強く泣き叫びます。　111
　　《コラム》　パニックの背景
Q4 感覚過敏があり、怖がりです。　117
Q5 自分が決めたことにこだわります。　119
Q6 何かが気に入るとそればかり要求します。　121

第7章　療育の技法──構造化と視覚的支援 ………………………………… 123
Q1 構造化とは何ですか？　124
　　《もっと詳しく》　「構造化」はどのようにして生まれたのか？／英国が生み出した組織化された教育
　　《コラム》　ミニセミ（ミニトレーニングセミナー）に参加して

　　　　　≪コラム≫　アメリカで見たこと――ノースカロライナ州TEACCHセンター訪問記（2010年6月）
　　Q2　視覚的支援とは何ですか？　134
　　Q3　ABAとはどんな技法ですか？　140
　　　　　≪コラム≫　なかなか褒める機会がないと悩む親たち

第8章　就園と就学……………………………………………………145
　　Q1　保育園か幼稚園か、専門の療育施設か、とても迷います。　146
　　Q2　通常学級か特別支援学級か特別支援学校か迷います。　148
　　Q3　入学に際して準備することがありますか？　149
　　　　　≪コラム≫　ある通園施設の一日

第9章　学齢期に起こりやすい問題と支援………………………155
　　Q1　学齢期はどんな心配がありますか？　156
　　　　　≪コラム≫　学齢期の心がけ
　　Q2　いじめられがあるようです。　160
　　Q3　新学期や行事で情緒不安定になります。　162
　　　　　≪コラム≫　医療の側から見た学校環境
　　Q4　勉強嫌いで宿題をとても嫌がります。　164
　　　　　≪コラム≫　DSで遊ぶ――うちの場合
　　Q5　取り出し指導を嫌がります。　166
　　　　　≪もっと詳しく≫　自閉症の子どもに特別支援が必要な理由
　　Q6　友だちが怖い・教室が怖いと言います。　168
　　Q7　学校ではお利口で、家に帰ると不機嫌です。　169
　　Q8　告知はいつすればよいですか？　170
　　　　　≪コラム≫　告知――こんなふうにありたい
　　　　　≪コラム≫　スクールカウンセラーによる支援――高機能自閉症の小中学生の面接を通して
　　　　　≪コラム≫　高校、大学の「相談室」で出会う「高機能」の生徒・学生たち

第10章　二次障害………………………………………………………179
　　Q1　二次障害とは何ですか？　180
　　Q2　登校したがらず情緒不安定です。　182
　　Q3　被害的になりうつ症状もあります。　186
　　Q4　二次障害は予防できますか？　190

第 11 章　薬物療法 ………………………………………………… 191
　Q1　どんなときに薬を使いますか？　192
　Q2　自閉症で使われる薬はどんな薬ですか？　193
　Q3　ADHDの治療薬ができたと聞きました。　197

おわりに　199

索引　200

巻末資料　203

●こんな事例一覧●

1	再診断によって支援がようやく開始された小学3年男児（第1章）	22
2	偏食が強く、カレーライス以外は食べなかった男児（第2章）	42
3	妹に対する拒否が強く、一時別居を要した3歳男児	
4	4歳になっても抱っこ要求が強かった女児	
5	「知的障害を合併する自閉症」から「高機能自閉症」に診断変更された子ども	
6	知的には高機能だが、対人過敏や感覚過敏が強い男児	
7	幼児期に多動と集団行動の困難さが目立った例	
8	養護学校高等部を卒業し、6年後に就労した女性	
9	家事手伝いをしているアスペルガー症候群成人男性	
10	家族内で協力して睡眠環境を改善した3歳男児（第3章）	60
11	ゲームの攻防——自分でタイマーをセットする男児	
12	受診によって祖父の理解が進んだ例（母の側から）	
13	診断を受けて自分自身の不安定さが軽減したという母親	
14	給食指導のあと、担任拒否を起こした4歳男児（第4章）	72
15	不登校と情緒不安定になり、ごはんのツブツブと緑の野菜が怖くなった小学1年男児	
16	5歳前にトイレ排泄を受け入れた高機能自閉症の男児	
17	怖がりが強いアスペルガー症候群の5歳女児	
18	トイレ指導の強制でトイレ恐怖と拒否を起こした3歳男児	
19	薬の服用で寝つきがようやく改善した5歳女児	
20	言葉の理解の難しさが家族にわからなかった4歳男児（第5章）	82
21	黙々と遊び、30分間に2回だけ笑顔が出た3歳男児	
22	うまくできない場面で、援助要請が出せない5歳男児	
23	学校でつねり・噛み付きが多発する特別支援学校6年女児	
24	絵と写真カードによるコミュニケーション指導の例　3歳男児	
25	写真カードの使用によって、大声や他傷が減った小学4年男児	
26	困ったときに要求できない高機能自閉症の6歳女児	
27	携帯式スケジュールを使って通院する5歳男児	
28	言葉をほとんどもたず、PECSによる指導を開始した小学4年男児	
29	おもちゃ遊びが限られる3歳男児	

30	遊びが限られ、保育士がその限られた遊びに付き添った子ども	
31	生活のさまざまな場面で癇しゃくを起こす3歳男児（第6章）	111
32	過敏さと癇しゃくが薬の服用で減少した3歳女児	
33	朝の支度がうまくいかずパニックになる小学3年女児	
34	いじめられを思い出してパニックになる小学6年男児	
35	新学期の体制変更で1ヶ月泣き続けた4歳女児（第8章）	147
36	重度の自閉症で学校生活が安定するまで時間がかかった小学生女児（第9章）	157
37	ある日を境に登校できなくなった小学2年男児	
38	登校が毎日10時になる小学4年男児	
39	小中学校でのいじめられを思い出してパニックになる青年	
40	新学期のたびに情緒不安定と寝つき不良を起こした小学5年男児	
41	学校ではおとなしいが、帰宅して大荒れする小学4年男児	
42	担任のもち上がりで新学期の情緒障害を防いだ小学3年男児（第10章）	182
43	環境変化によりチックが増減する小学2年男児	
44	むかむか・腹痛で受診した小学3年女児	
45	学校での緘黙と家庭での癇しゃくがある小学4年女児	
46	いじめられが続き「死にたい」と言う小学6年男児	
47	自信喪失を背景に強迫症状を生じた小学4年男児	
48	幻視・幻聴をもつ中学生男子	
49	興奮・不眠が薬の服用で改善した5歳男児（第11章）	194
50	興奮とパニックが薬の服用で軽減した小学4年男児	
51	多動や集中困難・覚醒の低さのため、ADHD治療薬を開始した小学2年男児	

第1章

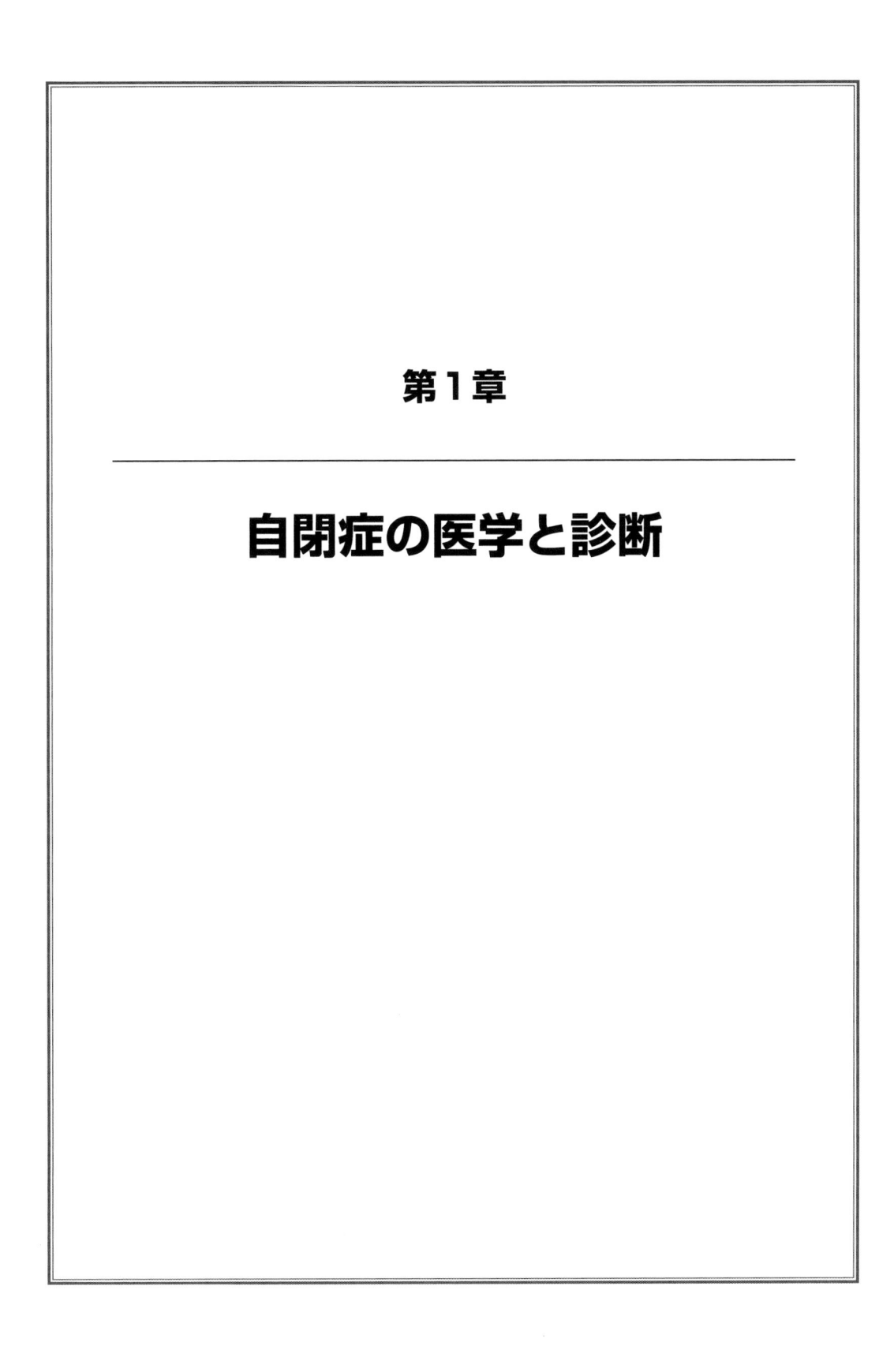

自閉症の医学と診断

Q1　自閉症とは何ですか？

　自閉症は、何らかの脳の機能障害によって起こる発達障害の1つと考えられています。発達障害は、普通の子どものように順調に発達していかないことを意味しており、知的障害、自閉症、アスペルガー症候群[1]、学習障害（LD）[2]、注意欠如・多動性障害（ADHD）[3]などが含まれます。

　自閉症では、①人との交流や社会性、②言葉とコミュニケーション、③行動や興味の3つの領域に発達の障害、つまり発達の遅れや偏りがみられます。

　自閉症が最初に提唱されたのは1943年であり、その後60年あまりの間に、自閉症の特徴（早期徴候から成人期の特徴まで）や、原因、有病率、治療法や支援法などの研究や実践が多数行われてきました。本書ではそれらの中で家族に必要な情報や知見を紹介していきます。

　医学上、自閉症は広汎性発達障害の中に入ります。「広汎性」とは、発達のいくつかの面で重症で広汎な障害があるという意味ですが、英国では、自閉症とその連続体という考え方から「自閉症スペクトラム」の名称が好んで使われます。下の表は米国精神医学会による広汎性発達障害の分類であり、その中に自閉性障害、アスペルガー障害などが含まれます。一方、WHOによる分類では同じ障害に対して小児自閉症（または自閉症）、アスペルガー症候群の名称がつかわれ、本書でもWHOにならって自閉症の用語を使います。

広汎性発達障害の分類（米国精神医学会DSM-Ⅳ-TRによる。一部省略）
- **自閉性障害**（WHOによるICD-10では**自閉症**）
- **レット障害**[4]
- **アスペルガー障害**（ICD-10では**アスペルガー症候群**）
- **特定不能の広汎性発達障害**[5]（上記の診断基準を満たさないもの。非定型自閉症ほか）

自閉症の有病率

　自閉症の有病率に関しては時代とともに異なる数値が報告されてきました。1970年代までは1万人あたり4～5人と言われてきました。1980年代～1990年代にかけて、2ケタの数値となり、1996年には横浜のグループから「自閉症の有病率は1万人中、21.1人」という報告がありました（本田ら，2005）。

　英国自閉症協会は「自閉症スペクトラム」を有する人は1万人あたり91人（そのうち、IQが70以上が71人）という数値を発表しました（2007）。

第1章　自閉症の医学と診断

　2009年12月に米国の疾病対策センターが報告した自閉症の有病率は、110名に1人(0.9%)という高い数値でした。

　有病率の数値が上昇していることの背景要因としては、採用された診断基準の変化や、非典型の症例や高機能症例（知的障害の合併がないか軽度の知的障害である例）が診断されるようになってきたこと、医師の診断技術の上昇（認識や診療体験の増加から）、などがあるとされています。

　日本の現状から見ると、発達障害支援法や特別支援教育制度[6]が施行され、通常学級に在籍する発達障害の子どもたちの支援が制度上も保障されるようになったことが、診断希望者を増やし、有病率増加に繋がった要因の1つとしてあげられます。

早期診断・早期支援の意義

　自閉症では上に述べた3領域の障害のほかに、感覚過敏、癇しゃくやパニック、食事や排泄などのしつけの遅れ、睡眠障害、知的障害、多動などの特徴を合併することが多く、家庭養育の困難さや、保育園などの集団生活の場における他の子どもとのトラブルや指導の難しさが起こりがちです。このようなとき、子どもに自閉症があり、特徴が複合していること、どのような支援が適切であるかについて家族や保育者が理解していれば、子どもの問題に落ち着いて対処していくことができます。

　これまでの研究や実践から、早期の支援開始や特性に合わせた支援は子どもの成長をそれだけ促し（もちろん重症度による差があります）、支援の不足によって起こる二次的な問題を予防したり減少させたりすることが明らかになりました。早期診断や早期支援の開始は、近年ではその意義が一段と重視されるようになり、市町村が行う乳幼児健診においても、自閉症の早期徴候の把握は重要な課題の1つです。

　注1）アスペルガー症候群：自閉症と同じく、①人との交流や社会性の障害と、②興味の限局や常同的行動の2つの領域の特徴をもつが、言葉や知能の明らかな遅れがない点で自閉症と区別される。但し、アスペルガー症候群でも、実際には幼児期に言葉が遅れたり、成人期に至ってもコミュニケーションの苦手さをもつ例も多い。

　注2）学習障害LD：言葉や知能の遅れがないにもかかわらず、字の読み書きや計算などの学習が身につかない状態。詳細については、第2章Q5を参照してください。

　注3）注意欠如・多動性障害（ADHD）：不注意、多動、衝動性、の3つの領域の特徴の存在によって診断する。詳細は第2章Q6を参照してください。

　注4）レット障害とは、生後5ヶ月まで正常発達であったのち、言葉の消失や知能の後退、特有の手もみ動作、てんかんなどが始まるもの。一部は遺伝子の突然変異によることが明らかにされた。

　注5）特定不能の広汎性発達障害：広汎性発達障害に見られる特徴があるが、診断基準を満たさないもの、たとえば、発症年齢が遅い、非定型の症状、症状の数が閾値に達しないなど。非定型自閉症が含まれる。

　注6）厚生労働省は2005年に「発達障害者支援法」を施行し、「発達障害」とは、心理的発達の障害並びに

行動及び情緒の障害であり、自閉症、アスペルガー症候群その他の広汎性発達障害、学習障害、注意欠如・多動性障害その他これに類する脳機能の障害であってその症状が通常低年齢において発現するものと定めた。一方、文部科学省は 2007 年に「特別支援教育制度」をスタートさせた。制度の趣旨は発達障害の児童や生徒一人ひとりの教育的ニーズに合わせて適切な指導及び必要な支援を行うことにあり、対象は厚労省と同じである。従来の特殊学級や特別支援学校に在籍する子どもだけでなく、通常学級に在籍する発達障害の子どもたちの支援が保障されるようになり、現在は高校・大学へと支援に取り組むところが増えている。

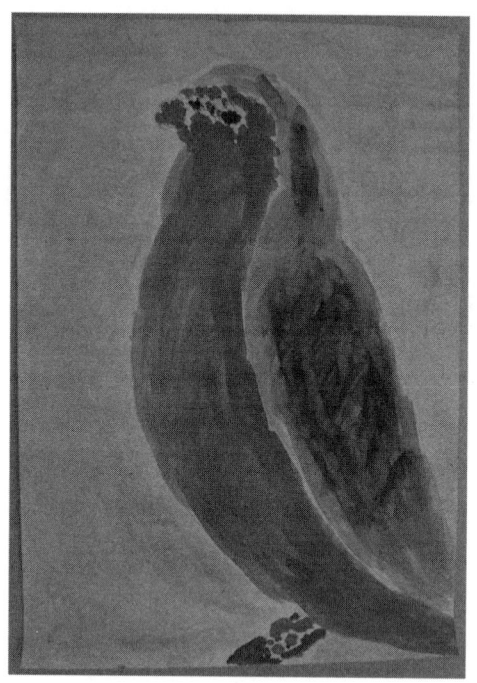

インコ（のりお作）

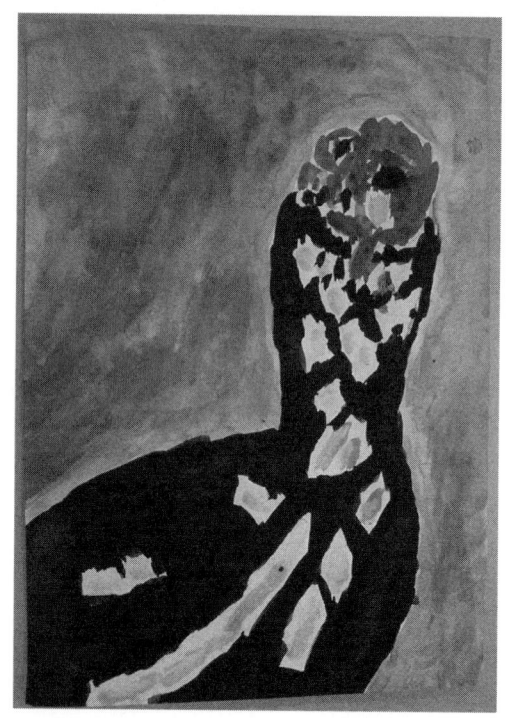

ニワトリ（のりお作）

第1章　自閉症の医学と診断

Q2　原因は何ですか？

　自閉症の原因は、現在までのところ特定されていませんが、何らかの脳機能障害[1]によると想定されています。それを明らかにするため、神経生化学的研究[2]や神経心理学的研究[3]、MRI[4]などの脳画像による研究、遺伝研究などが多方面から行われています。兄弟の中で自閉症の子どもが2人、3人と発症する家族の例や、家族内で世代を超えて自閉症を持つ場合があり、遺伝が原因の一部であると考えられています。胎児期や出生時の異常が要因の1つである可能性もあります。今のところ原因は研究途上にあります。

性格や個性ではないのですか？　育て方の影響は？

　自閉症は、単におとなしい子、マイペースな子、元気すぎる子どもといった性格や個性とは区別されます。個性の範囲であるのかどうか判断がつかない場合は、他の面も含めて総合的に判断し、または、発達の経過をみることで初めて診断を確定します。自閉症が親の育て方によって起こるという考えはこれまでの研究で否定されました。言葉が出ないのは、周りに子どもがいなかったせいではないか？　といった心配を聞くことがありますが、それだけで自閉症が起こることはありません。子どもの発達状態に、環境の要因が何らかの形で影響している可能性がある場合は、元々の自閉症の特徴と、環境要因との関連を慎重に見極める必要があります。

治らないのですか？

　風邪や胃腸炎などの病気が治るという意味で、治ることはありません。年齢とともに言葉や行動を学習し、成長によっていろいろな行動ができるようになったり改善したりしますが、自閉症の基本的な特徴は持ちつづけるため、「自閉症を持って成長する」と表現した方が正確です。

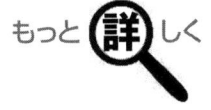

自閉症の脳構造と脳機能

　自閉症の原因研究のために脳の解剖学的な特徴が研究されてきました。小脳の特徴（虫部と呼ばれる部分が小さい、特殊な細胞の数が少ないなど）、大脳の特徴（大脳のある部分の白質と灰白質の量や割合の差）、扁桃体や海馬と呼ばれる部位の特徴（ある年齢における体積の増加、成長パターンの差）、などです。ほかにも、扁桃体から神経が繋がる部

位（帯状回、視床下部、基底核など）の構造や血流に違いがあるという報告もあります。
　上にあげた部位は神経のネットワークを形成しています。この神経ネットワークを構成する部位の機能不全によって起こる症状と、自閉症に見られる多彩な臨床所見がよく似ていることから、このネットワークの機能不全が自閉症を起こす可能性が考えられています。たとえば、自閉症の不器用さや種々の認知機能不全と小脳における運動機能や認知機能の不全、同じく対人社会行動の不全や情動理解の困難さと扁桃体における情動理解や愛着形成、対人社会行動の不全、特異な記憶力と海馬における記憶機能の不全、といった対比が可能です。
　脳の機能（働き）の研究もあります。ある課題に取り組んでいるときの脳の機能（血流分布や糖代謝の変化）を自閉症の人と定型発達の人で比較すると、自閉症の人では特異な脳活動を示す所見は多数ありますが、自閉症全体を説明するには至っていません。
　自閉症の子どもの頭が大きいことが以前から指摘されてきました。脳の容量の増加は、大脳や小脳の灰白質や白質といわれる構造の形成が過剰であることによるとされています。生後２〜３歳頃までに脳内の構造の過剰形成（容量の増大）が起こること、その過剰形成は大脳の前方ほど大きいことなどがわかってきました。この分野の研究も、まだ研究途上といえます。

三角頭蓋について

　現在、国内の数ヶ所の病院で自閉症の子どもに対する三角頭蓋の手術（脳内圧の減圧を目的とする手術）が行われています。自閉症と三角頭蓋との関連について、日本自閉症協会の公式見解（2004年）をもとに説明します。
　三角頭蓋は、「頭蓋骨早期癒合症」の中の１つです。脳を囲んでいる頭蓋は、前頭骨、頭頂骨、後頭骨、など７つの扁平な骨によってできています。これらのつなぎ目は「縫合」と呼ばれ、胎児期から生後１年ほどはとてもゆるく、狭い産道を通って生まれるには都合のよいしくみです。生後の脳の急速な発育につれて、頭蓋が各方向に発育して大きくなっていく際にも必要なしくみです。この縫合が通常より早い時期に閉じてしまうと、その部分の骨の成長ができなくなり、頭蓋骨が大きくなれないために脳の発育が阻まれ、運動麻痺や知的障害などの神経症状が出てきます。どの縫合が早期に閉じるかによって、さまざまな頭蓋骨の変形が起こります。三角頭蓋は、前頭骨の縫合が早期に癒合し、そのために前頭部がとがった形になったものです。
　自閉症にかかわる幾つかの学会（日本小児科学会、日本児童青年精神医学会など）は、現時点では両者の関連を認めていません。三角頭蓋があっても自閉症でない子どもも多く、自閉症が認められても、それが三角頭蓋によって起こっているのかどうかはわかりません。また、自閉症を持つ子どものうち三角頭蓋がないことの方が明らかに多いからです。現時点では、研究段階のものであると認識する必要があります。手術に伴う危険もありますし、十分に慎重な対応をするべきことであると考えます。

第1章　自閉症の医学と診断

注1）脳機能障害：脳は部位ごとに機能をもち、また、神経線維の複雑なネットワーク機構によって言語・運動・認知・記憶・情動・感覚などの高度な機能を担っている。自閉症では、これらの脳の機能が何らかの形で不全であることが想定されている。

注2）神経生化学的研究：脳の発達には神経伝達物質が関与している。自閉症では、セロトニン、ドーパミン・ノルエピネフリン・グルタミン酸・神経ペプチドなどの研究がある。自閉症全体を十分に説明できるデータは得られていない。

注3）神経心理学的研究：脳の高度な機能を脳の構造と関連づけて研究する分野。たとえば心の理論といわれる心理学的な実験の際に、自閉症の人では脳のどの部分に定型発達の人との差が見られるかといった研究が行われている。

注4）MRI：脳をコンピュータにより画像化して形態や機能の異常を検出する検査。MRI（磁気共鳴画像法）は磁気をつかって脳を画像化し形態を見る方法。たとえばMRIによる画像で小脳の虫部が小さいといった研究報告がある。

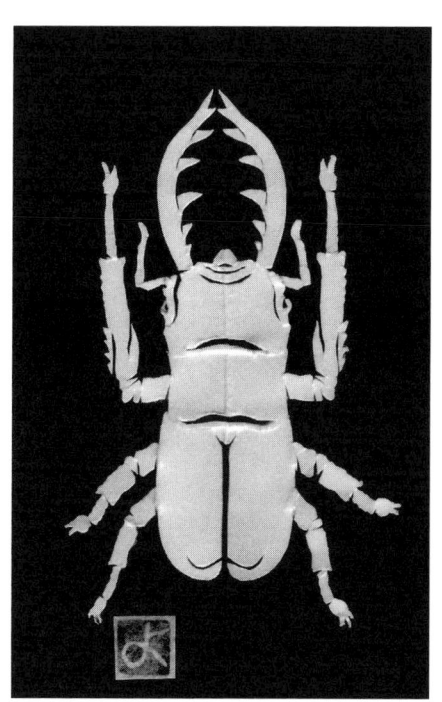 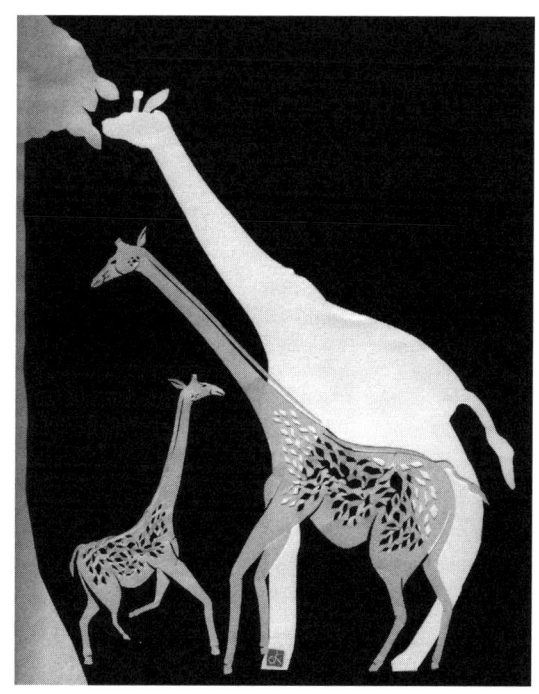

切り絵1・2（よしひろ作）

Q3　遺伝は関係がありますか？

　兄弟どちらも自閉症であったり、または兄妹2人、3人とも自閉症やアスペルガー症候群である家族があり、自閉症の発症に遺伝が関与することが推定されています。これまでの研究では、自閉症は単一の遺伝子の変化によって起こるもの（メンデル型遺伝）ではなく、複数の遺伝子の変化が偶然重なって起こる複雑な状態（多因子疾患）であるといわれています。一方、家系の中に自閉症の人がほかには一人もいない場合も多く、遺伝以外の要因も自閉症の発症に関与すると考えられます。重度の出産時障害や結節性硬化症（神経系と皮膚に見られる疾患の1つ）、脆弱X症候群（性染色体Xの異常）、フェニールケトン尿症（アミノ酸の代謝酵素の欠損）や、ダウン症や筋ジストロフィーの一部、ウェスト症候群（点頭てんかん）でも自閉症を合併することが知られています。

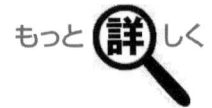

きょうだいとも自閉症の例

　1人の子どもが自閉症と診断されたことがきっかけで、その兄弟姉妹もよく似た行動特性を有していると家族が気づき、診断に繋がる例があります。また、子どもをつれてこられる母親自身が「私も（または父親も）同じではないか？」と言われることも意外に多いものです。こうしたことからも自閉症の少なくとも一部では遺伝によって発症することが推定されていますが、自閉症の遺伝はそれほど単純な遺伝ではないことは先に述べました。
　「子ども2人とも発達障害と診断されて真っ暗な気持ちになった」「親や親戚から責められる」「泣いてばかりいる」と涙ながらに話されることがあり、その状況の厳しさや辛さを感じて言葉を失います。きょうだいで自閉症があるときに、母親が責められる立場になりやすく、毎日の養育の苦労と周囲の理解のない言動が重なって母親自身が強いストレスを受け、不眠や自責感情、気力低下などのうつ状態になる例があります。
　社会の中では少数派である自閉症の人たちやその家族は、定型発達の人たちを中心とする社会の中ではいろいろな不安やストレスを日々経験し、そのための情緒行動問題も日常的に起こります。家庭内に自閉症の子どもが2人以上いる場合、養育はそれだけ複雑になり、ある母親は、「きょうだいどちらも譲れないから、ケンカや取り合いが絶えなくて大変です」と悩みを述べます。そのようなストレスの中で家族間の協調がうまくいかなくなり、家庭不和や離婚にいたる例もあります。そのような事態が起こらないように早期の家族支援・母親支援が望まれるのですが、残念ながらすべての家族に行きわたらないのが現状です。
　ある母親は子どもたちが診断を受ける過程で自分も自閉症（高機能自閉症）があると気付き診断を受けました。小中学時代からほかの子どもと馴染めず、自分はどこか違うと感じてきたことの理由がわかったことで、「あー、そのせいだったのだとわかって良かった」「無理に自分を変えなくてもいいとわかって安心した」と述べました。この親子は毎日の生活

第1章　自閉症の医学と診断

の中で不自由やトラブルも多数起こりますが、親子とも周囲の支援を受けて学校生活を楽しんでいます。

自閉症の遺伝

　遺伝との関係が考えられている背景には、いくつかの研究や事実の発見があります。1つは一卵性双生児の研究です。一卵性双生児のうちの1人が自閉症の場合に、もう1人も自閉症である割合は、報告によって差がありますが91～96％、二卵性では0～24％と、大きな開きがあります。兄弟姉妹では、1人が自閉症と診断された場合その兄弟姉妹が自閉症である割合は一般よりも高く、5～10％くらいといわれています。また、自閉症が多発する家系があることも遺伝的要因の存在を示しています。さらに、遺伝学的な背景が明らかな疾患（結節性硬化症、ダウン症候群など）に認められる自閉症症状の存在も、遺伝の関与を示唆しています。

　遺伝の関与の仕方にはいくつかの説があり、1つではなく複数の遺伝子が関与しているとする説、自閉症そのものが遺伝するのではなく自閉症にみられる症状のそれぞれ（社会性、コミュニケーション、イマジネーション）が遺伝的に規定されているとする説、遺伝子の存在だけで決まるのではなく環境要因が遺伝子を発現させるか否かの鍵を握るといった説、などです。ちなみに、最近ある研究者は、「自閉症を一つの原因で説明するのをあきらめる時」という論文を発表しました（Happe, 2006）。この論文では、自閉症スペクトラムを、1つの遺伝子や1つの脳部位の障害で説明するのは困難である、ということが示されています。

　現時点では、「遺伝の関与は明らかにあるけれど、原因遺伝子（単一または複数）はまだ確定されていない。環境（胎内、および出生時やその後のさまざまな状況）が遺伝子の存在とともに何らかの作用をしているだろう。」というのが適切な説明となるでしょう。

家族内に同タイプの人がいることのメリット

　上に述べたように、家族の中に2人以上自閉症を有している子どもがいる場合、お互いに相手に合わせられず、それぞれに譲れないこだわりがあり、毎日の生活の中で、母親やほかのきょうだいの負担やストレスが増大して深刻な不調をおこす例が見られます。

　一方で、誤解を恐れずに言うと、家族内に同じタイプの人が複数いること自体は、特別に幸運なことでもその逆でもないのではないか、と思います。

　ある家族は、父親と子どもがアスペルガー症候群を持っていますが、母親はいつか次のように話してくれました。

　「私には全く理解できない子どものこだわりですけど、夫はそれがよくわかると言います。お父さんにはわかってもらえている、ということが子どもに安心感を与えていると思うと、ちょっとホッとする面もあります」

　身近に同じタイプの人がいて、自分の感じ方やおもしろがり方に共感したり、周囲との違和感や孤立感にも寄り添ってくれるならば、それは子どもにとって心強いよりどころになります。自分の経験から実際的な具体的な助言ができるのも、同じタイプであればこそです。

Q4　診断はどのようにしますか？

　典型的な自閉症の子どもでは診断基準を満たすかどうかを決定するのに難しさはなく、診立ての差も少ないですが、典型的でない例（非定型自閉症）や知的に高機能であるために症状が目立たない場合は、診断は多面から検討する必要があり、それだけ時間がかかります。

　高機能とよばれるIQ70以上の子どもでは、いろいろな面の習得がわりあい良いために早期に診断されにくく、学齢期に初めて診断を受ける例が多くなります。しかし、高機能であっても適切な支援がなければ、友だち関係や集団生活がうまくいかず、学業面でついていけないなどの問題から、不登校や情緒不安定・心身症などの心身の不調を起こし、その段階で初めて受診することが少なくありません。そのような問題は第9章「学齢期に起こりやすい問題と支援」のところで取り上げました。高機能群であっても早期の診断が望ましいことは同じです。

自閉症の疑いから診断へ

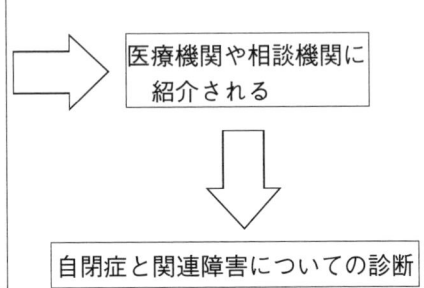

```
次のような心配があると自閉症を疑われる
　　（家族の気づきや乳幼児健診で）

①人とのかかわりや社会性の遅れ・偏り
②言葉の遅れ・オウム返し・言葉への反応の乏
　しさ・会話のやり取りの遅れ
③遊びや興味の偏り・こだわり
④感覚過敏・癇しゃく・睡眠不良・多動
```
　⇒ 医療機関や相談機関に紹介される
　⇒ 自閉症と関連障害についての診断

図1-1　自閉症の疑いから診断へのプロセス

　診断にあたって、これまでの発達の経過や現在の状態を、総合的に（家庭・保育園・学校状況を含めて）評価して診断します。知的障害の程度や、LDやADHDなどの合併障害についての診断も必要です。

　診断は主に児童精神科医や小児神経科医が行いますが、専門医の絶対数が少ないために診断まで長い期間を待たされる事態が生じています。医師でなくても、経験を十分に積んだ臨床心理士や保健師は診断について助言したり、家庭で始めるべきことを助言してくれる場合も多数あり、身近な支援者となってくれます。

診断基準について

　診断は、自閉症の国際的な診断基準に従って行います。以下はDSM-Ⅳ-TRの診断基準です。

自閉性障害※の診断基準　　（米国精神医学会DSM-Ⅳ-TRによる。一部省略）

　A　下記の1）2）3）から6項目以上、うち少なくとも1）から2つ、2）と3）から1つずつの項目を含むこと

1）対人的相互反応における質的な障害：視線を合わせる・表情や身振りなどの障害・仲間関係の失敗・楽しみを共有することを求めない・対人的または情緒的相互性の欠如の4項目

2）コミュニケーションの質的な障害：話し言葉の遅れや欠如・会話を始めたり続けることの困難さ・言語の常同的または反復的な使用・ごっこ遊びや物まね遊びの欠如の4項目

3）行動や興味が限定的で反復的であること：1つまたはいくつかの興味だけに熱中する・機能的でない習慣や儀式にこだわる・手や指をパタパタさせる常同的運動・物体の一部に熱中するの4項目

　B　3歳前に始まる以下の領域の少なくとも1つにおける機能が、遅れまたは異常があること

1）対人的相互反応、2）対人的コミュニケーションに用いられる言語、3）象徴的または想像的遊び

（※WHOでは自閉症）

　このように自閉症は、1）対人関係と社会性、2）会話とコミュニケーション、3）行動や興味の3つの領域が診断基準を満たす場合に診断します。実際には、子どもたちは、落ち着きがない・飛び出しがある・偏食・音に過敏・寝付けない等々の多様な行動の問題や排泄の遅れなどの心配を持って診療の場を訪れます。そのために、自閉症としての症状の広がりや重症度、合併する障害、知的な遅れの程度などをより詳細に把握する必要があり、次のQ5に示すような評価が診断と並んで不可欠となります。

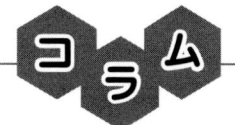

診断を受けるメリット

　自閉症の診断に際しては、自閉症の中のどのタイプであるか、自閉症としての重症度、特徴（症状）の広がりの程度、合併障害などについて多面的に把握し、診断と評価の両方を行うことが理想です。子どものもつ特徴を多面的に把握することによってその後の支援の方向性が決まるからです。たとえば、言葉の障害が重度であり、言葉では要求できない、あるいは言葉だけでは伝わらないと評価された子どもでは、言葉に代わる伝達の方法を考える必要があります。

　「疑いがあるけれど、もう少し様子をみましょう」といった曖昧さのために、保育園や学校で必要な支援が受けられず、心身症や不登校などの二次障害を引き起こす例は枚挙にいとまがないほどです。「診断から支援へ」という流れは、特別支援教育制度が推進されて支援を受ける権利が保障された現在では、どの子どもにも必要な過程であり、実際に診断を希望する子どもの数が増えています。もちろん、医療機関や相談機関での診断がなくても、保護者の同意のもとで支援を開始する保育園や学校もあります。

　このように考えれば、診断とは療育や支援を方向づけるための道具であり、診断は受けたが何も役に立たなかったという例では、何らかの不十分さがあったと思われ、医療の側も反省すべき点です。

 こんな事例　1 ・・・・・・・・・・・・・・・・・・・・・・・・・・・・・・・

●**再診断によって支援がようやく開始された小学3年男児**●

　言葉かけに対する反応が弱く言葉も遅かったが、3歳過ぎから言葉が少しずつ増えた。幼稚園ではほかの子どもと遊ばず、一人遊びが多かったが、運動会などの全体活動は不十分ながらも参加したので、「自閉症としては軽症で広汎性発達障害」と診断され、具体的な支援は受けなかった。入学の際の引継ぎもなかった。小学1、2年からときどき登校を嫌がり、小学3年でひどくなり情緒不安定も生じたため、再度受診することになった。年齢に比べて社会性・会話・学習面とも遅れがあり、家庭では同じビデオを見ることや同じ絵を描くことにこだわり、家族によれば幼児期以上に偏りが目立ってきた。発達検査で発達指数73に相当。自閉症（高機能自閉症）の診断結果を学校へ文書で伝えた結果、支援学級と交流学級を併用することになり、登校嫌いが消失した。母親が幼児期から希望していた視覚的支援も再診断ののちにようやく開始された。

第1章 自閉症の医学と診断

Q5 重症度や発達段階の評価はどのようにしますか？

同じ自閉症であっても、1人ずつ症状の組み合わせや重症度が違い、発達の程度や合併障害も差があります。それらを総合的に見ることを評価と呼びます。評価は、どのような支援が必要であるか、言葉の指導をどうすればよいかなどについての情報を提供するものです。評価のためにスケール（標準化された検査）が用いられ、以下は代表的なスケールです。

① CARS（カーズ）（米国のTEACCHプログラムが開発）

自閉症の特徴を15の領域に分けて、それぞれの程度を正常から重度まで7段階に分けて評価することで、特徴の広がりと重症度の両方を知ることができます。

表1-1　CARS　小児自閉症評定尺度[1)]　6歳男子

		正常範囲		軽度異常		中度異常		重度異常
1	人との関係	1	1.5	2	2.5	3	(3.5)	4
2	模倣	1	1.5	2	2.5	3	(3.5)	4
3	情緒反応	1	1.5	2	2.5	3	(3.5)	4
4	身体の使い方	1	1.5	(2)	2.5	3	3.5	4
5	物の扱い方	1	1.5	2	2.5	(3)	3.5	4
6	変化への適応	1	1.5	2	2.5	(3)	3.5	4
7	視覚による反応	1	1.5	2	(2.5)	3	3.5	4
8	聴覚による反応	1	1.5	2	2.5	(3)	3.5	4
9	味覚・嗅覚・触覚反応とその使い方	1	1.5	2	2.5	3	(3.5)	4
10	恐れや不安	1	1.5	2	2.5	3	(3.5)	4
11	言語性のコミュニケーション	1	1.5	2	2.5	3	(3.5)	4
12	非言語性のコミュニケーション	1	1.5	2	2.5	3	(3.5)	4
13	活動水準	1	1.5	2	2.5	3	(3.5)	4
14	知的機能の水準とバランス	1	1.5	2	2.5	3	(3.5)	4
15	全体的な印象	1	1.5	2	2.5	3	(3.5)	4

非自閉症（15～29.5）
軽・中度（30～36.5）
(重度（37～60）)

合計得点　48.5点

②PEP-R＊（同じくTEACCHプログラムによる）

　子どもの行動を観察しながら評価し、結果はプロフィールの形で各領域の到達年齢が示されます。下の例では、自閉症の子どもが苦手とする模倣と、言語理解・言語表出の落ち込みが見られ、特に言語は1～2歳段階でした（生活年齢15歳）。言葉を少しもっていてもコミュニケーションがうまくいかないことが明らかです。検査中はうまくいかない場面でも要求が出せず、支援要請も弱いと判定されました。検査後は子どもの生活を楽にするために学校・家庭の両方で視覚的支援（絵カードによるコミュニケーション）を開始しました。（＊最新の改訂版はPEP-Ⅲ）

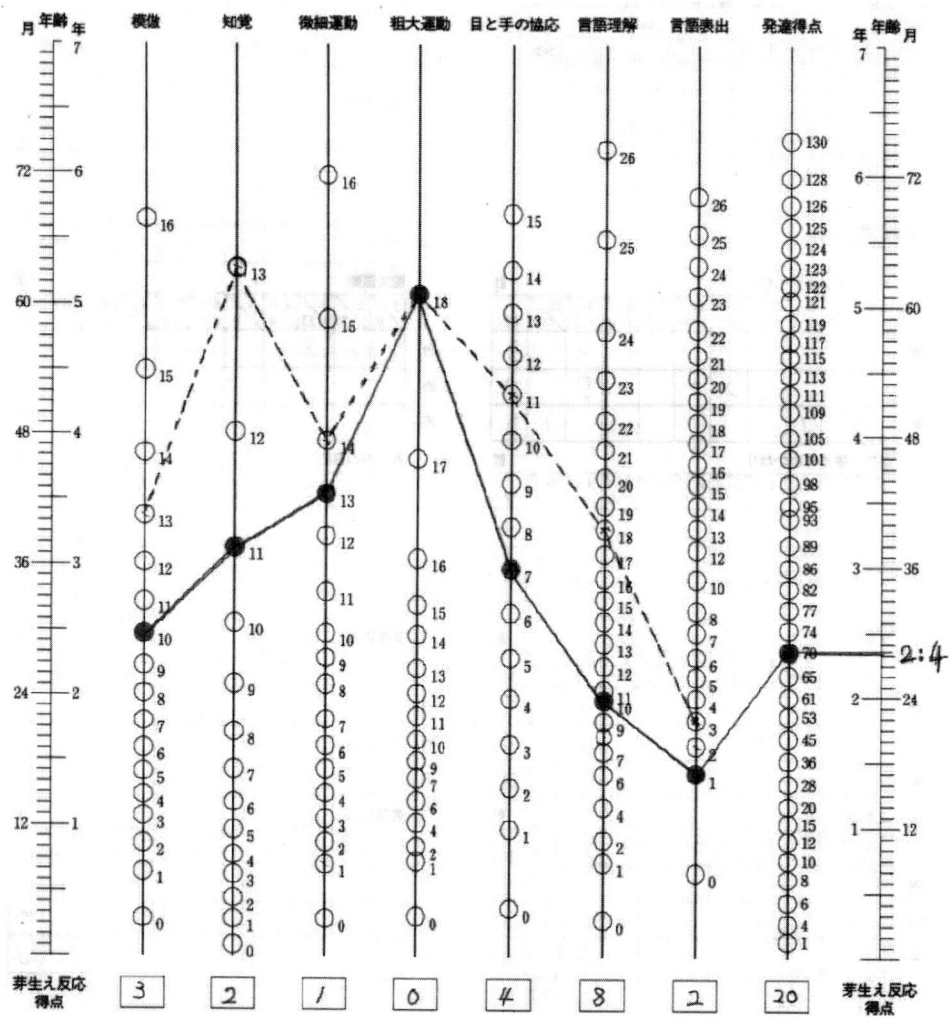

図1-2　PEP-R（自閉児・発達障害児教育診断検査心理教育プロフィール）[2]　15歳男子
　注）-----は、芽生え反応（少しできる、手助けがあればできるもの）であり、つぎの指導につなげる。

③新版K式発達検査2001（京都国際社会福祉センター）

　姿勢・運動、認知・適応、言語・社会の3領域に分けて発達段階をみることができ、保健センターや医療機関などで広く使用されます。初期であっても自閉症の言語・社会性の苦手さがよく示される検査です。

　下の例では、認知・適応の領域は4歳代前半の3分の2の項目を通過するのに対し、言語・社会の領域は3歳前後に留まり、発達のアンバランスを認めました。

領域	2:6 超〜3:0		3:0 超〜3:6		3:6 超〜4:0		4:0 超〜4:6
認知・適応	+	四角構成 例後 2/2			+	四角構成 例前 2/3	
							+ 模様構成Ⅰ 1/5
	+	家の模倣	+	門の模倣 例後	+	門の模倣 例前	
			+	形の弁別Ⅱ 10/10			
	+	折り紙Ⅱ	+	折り紙Ⅲ			
	+	十字模写 例後 1/3	+	十字模写 例前 1/3			+ 正方形模写 1/3
	+	円模写 1/3			−	人物完成 3/9	
			−	重さの比較 例後 2/2	−	重さの比較 例前 2/3	
					−	積木叩き 2/12	− 積木叩き 3/12
言語・社会	+	3数復唱 1/3			−	4数復唱 1/2	
			−	短文復唱Ⅰ 1/3			
							− 指の数 左右
			+	4つの積木 1/3	−	13の丸 10まで 1/2	13の丸 全 1/2
					−	数選び 3	− 数選び 4
	−	長短比較 3/3、5/6					
	+	絵の名称Ⅱ 5/6					
	+	色の名称 3/4			−	色の名称 4/4	
	+	姓名					− 左右弁別 全逆
	−	年齢	−	性の区別			
	+	表情理解Ⅱ 3/4	−	了解Ⅰ 2/3			− 了解Ⅱ 2/3
	（第3葉）				（第4葉）		

（＋は通過、−は不通過を示す。表は結果が見やすいように検査用紙第3葉と第4葉を合わせて作成した。第3葉・第4葉のその他の部分と姿勢・運動の領域は省略。なお、許可を得て検査用紙を改変、掲載したもので、検査用紙の複製、無断転載は禁じられている。）

図1-3　新版K式発達検査2001　6歳女子

④ 日本版WISC−Ⅲ知能検査（日本文化科学社）

　5歳0ヶ月〜16歳11ヶ月で適用され、知能の状態をプロフィールとして示します。言語性検査6項目と動作性検査7項目があり、全体のIQと言語性・動作性の差、項目間プロ

フィールおよび群指数（言語理解・知覚統合・注意記憶・処理速度）で特性を分析します。
　下の図は、高機能自閉症の男子（13歳）の例で、小学高学年から登校を嫌がるようになり、中学では特別支援学級に在籍し、少人数の態勢となったものの、勉強の苦手さと学習嫌いが強くなり、再評価のためにWISC－Ⅲ検査を行いました。検査上では言語理解や抽象的思考の苦手さが明らかであり、学校生活の中で会話や勉強など、いろいろな面で苦労したことが十分にうかがえる結果です。小学校入学後の早い段階でこれらの検査によって知能特性を把握し、支援に生かすことが望まれます。

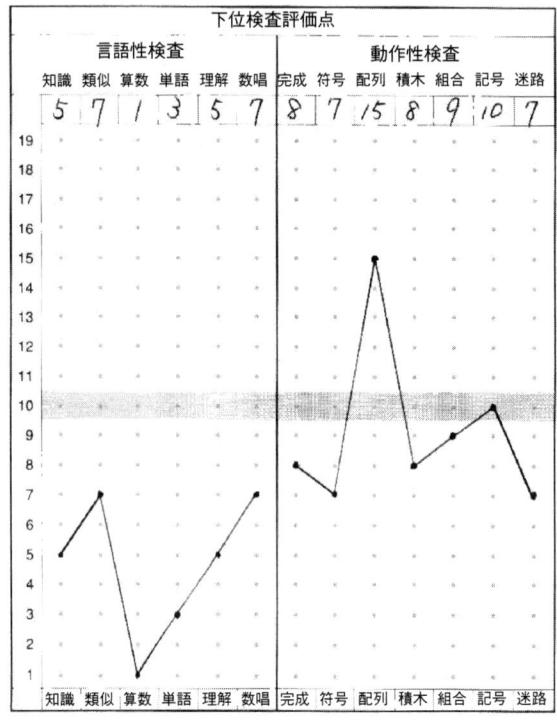

図1-4　日本版 WISC －Ⅲ[4]　13歳男子

　注1）E・ショプラー著（佐々木正美監訳）『CARS小児自閉症評定尺度』岩崎学術出版社　1989年
　注2）E・ショプラー、茨木俊夫著『自閉児・発達障害児教育診断検査心理教育プロフィール（PEP-R）の実際』
　　　川島書店　1995年
　注3）京都国際社会福祉センター編『新版K式発達検査2001実施手引き書』
　注4）D. Wechsler 著（日本版 WISC －Ⅲ刊行委員会訳編）『日本版 WISC －Ⅲ知能検査』日本文化科学社
　　　1998年

第1章　自閉症の医学と診断

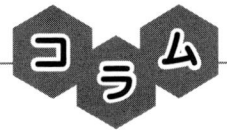
親の気持ち
診断を受けてから現在まで

　私の長男は高機能自閉症とADHDとLDという少数派の脳をもって生まれてきました。赤ちゃんのときから、寝ないし、手遊びにもあまり笑わないし、親の言うことを全然聞かないし『子育てって、こんなに大変？　それとも私のかかわり方が悪いの？』と自問自答の日々。診断を受けたのは息子が5歳のときでしたが、正直ホッとしました。一体何が悪いのだろうという悩みが減り、私たち親子の目指すべき方向が見つかったからです。同時に自責の念も軽くなりました。それからは、医師の診察や発達検査を受けたり、親の会などで共通の悩みを話しあったり、「私たちもがんばってきたよね！」とお互いを励ましあったり、講演会や勉強会に参加したり、本を読みあさったり、ネットで調べたり、家庭での支援法を模索しながらわが子に合った環境設定・教材等を工夫してきました。うまくいかないときは診断も本人もありのままに受け入れられず、かといって診断を受け入れなければ息子の存在自体を認めないことになるのではないか、と3年ほど葛藤が続きました。その間、登園拒否・不登校・睡眠障害・チック・偏食・集中困難・肥満等々にも悩みました。

　地域の小学校には情緒クラスがなく、他校の情緒学級に通級しながら通常クラスで過ごしました。夜驚やチックが多発し、不登校の心配が出て服薬を始めた2年生時、学校での目標を下げて接してもらうようにと相談したところ、「どうして子どもさんの力を信じてあげないのですか？」と担任教師に言われ「自分の子どもを信じない親がいるの？

　無理しているからチックや夜驚になり、本人がきついと言えないから支援をお願いしているのに。なぜ教育のプロにわかってもらえないのだろうか？」と猛烈に悔しく、残念に思いました。

　子どもに無理させるのではなく現状を見極め、成長する時期が来ると信じて、今はスモールステップにして、そのことを本人と周囲の人に伝えることが必要だと思い、本人が達成できる時間や量などを具体的に学校の先生と話し合いました。何度話しても、十分な理解を得られたという手ごたえがないことは不満でしたが、「学校に毎日行けるようになってほしい」という親の願いと、そのためには「学校内での本人の居場所と見通しのある活動が必要だ」ということを伝え続けました。

　学校側が考えた支援や目標、家庭からは今まで行ってきた対処法なども伝え合い、うまくいっても定期的に、うまくいかないときはその都度、目標や手立てを再検討できるようにお願いしました。それから数十回の学校訪問、情緒クラス新設。辛い日々がこのまま続くのかと不安で毎日泣いていましたが、今できることを積み重ねていくしかありませんでした。

　5年生になった今では、朝の支度を時間内に自主的に済ませ、定時に登校しています。できるようになったことを毎日喜び、褒めています。

　高学年になると、「僕は皆より遅いし下手だ」と言うようになりました。「こんなにが

んばっているのに、まだがんばれって言うの？ いつまでがんばればいいの？」とも。
　スモールステップがわかりやすいけれど、最終的な目標を伝えないとゴールのないマラソンのようで辛いそうです。でも、大人になったらもっとがんばらないといけないんだよね～。だからいつも彼の経験になぞらえて話します。「洗顔も、5年前はできなかった。水がかかるだけで嫌だったけど、あなたが努力したからできるようになった」と。計算が早くなったと喜べば、「今は難しいことも、時間はかかるけどできるようになる。全部自分の力になるから」と。本当は苦手で辞めたいけどがんばっている学習塾やスイミングにフィードバックして伝えています。

　一方、私では教えられなかったこともあります。きつくて学校を休んだ日に、祖母が一人でお使いに行かせたので学友に見つかり「ずる休み～！」と叫ばれたそうです。学校を休んだら放課後出歩けないし、友だちとも遊べないと身にしみたらしく、安易に休まなくなりました。かわいがってくれて、魚釣りを伝授してくれる隣県に住む叔父は「子どもの姿勢が悪いのは意識の問題だ」と診断を受け入れてくれずショックでしたが、本人には将来自立できるようにと諭してくれました。叔父宅でも、テレビに夢中で話を聞けないとき、スケジュールを文字で書けば1回で動けることを実際に見てもらったり、サポートブックを読んでもらったりしました。大好きな魚釣りに連れていってもらうとき、叔父が何度言葉で説明しても荷物を持つことに不平を言うので、あるとき、叔父が表を作ってくれました（表1-2を参照）。これを見て、1回で納得。叔父の方が驚いたくらい、ピタッと文句を言わなくなりました。百聞は一見にしかず。以後視覚的支援の有効性は理解してくれています。

　通級の先生に「息子を感情的に叱ってしまい、後で落ち込む」と相談したら、「親だから当たり前。お母さん、役割分担しましょうよ」と言われ、肩の力が抜けて私の意識も変わりました。今ある力・好きなこと・良いところを伸ばし、かつ苦手なことの小さな成長を見逃さない。一人でしようと思わずに、周りの力を借りる。結果オーライと思って、自分のやり方と違っても信頼して任せる。すると、親もレスパイト※し、リフレッシュできる。時間と気持ちに余裕が生まれ、今では親子で笑いあってます。こんな幸せな日がくるなんて……。私の子どもに生まれてきてくれてありがとう。こんなに素直で優しい子に育ってくれて嬉しいよ。本当に息子と周りの方々に感謝です。（※　休息・息ぬきの意味）

〇 小5年までに、学校生活（集団の力）によってできるようになったこと
　・登校時間のグラフを学校でつけることにより、一人で時間内に登校できる
　・友だちと遊びたいので、朝早く起きられたら、早く登校する（当たり前のことが難しい）
　・前学期よりも遅刻や欠席の日数を減らそうと意識する
　・休日に友だちと遊ぶ約束をする

- 友だちに電話して「今日、遊べる？」と聞く
- 学校行事の流れ、行事名と場所が理解でき、参加できる
- 何かの都合で変更になっても「仕方がない」「また今度」「変更です」のフレーズを使って納得できる

○ 未だにできないこと
- 「変更です」と言葉にして伝えないと納得できない
- 場の雰囲気、空気を読めない
- 下着をきれいにズボンに入れるこだわり
- 偏食
- おもしろくて笑われているのか、バカにされているのか、わからない

まだ課題は続きますが、将来の自立のために、うまくいく手立てや回避の仕方を自分の力で見つけられるようにと目標を定め、親の方も子離れに励んでいます。

表1-2 叔父がつくった「仕事の表」

	ぼく	おじさん	ママ
釣具を買う・仕掛け・餌を買う		○○○	
車から道具を運ぶ	◎	○	○
釣る準備をする	○	◎	
魚を釣る	◎	△	
後片付けをする	○	◎	△
家まで車を運転する		○	
魚を料理する		△	◎

◎：良くはたらく（する）、○：はたらく（する）、△：少し手伝う

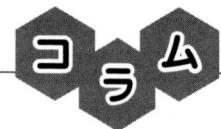

発達障害の人が精神科(病院)を訪れるとき

　発達障害と精神科病院のかかわりがよくわからない方も多いかもしれません。精神科というところは得体のしれない印象があると思います。最近はうつ病の啓発活動もあり、ストレスや気分の変化を感じて受診される方が増えましたが、発達障害の人が精神科とかかわるときは、パニック・自傷などの行動の問題によるときも、不登校・対人トラブルなどの学校での問題によるときも、大抵は周りの人が心配して受診となります。

　発達障害を持つということは、社会生活に必要なコミュニケーションや対人関係の苦手さを元来持つということで、発達障害のない人に比べると格段にストレスを受けやすい環境にあります。その結果、不登校や抑うつが起きたり、さまざまな身体症状（腹痛や頭痛など）や行動問題を起こします。

　精神科では、上のような経過で受診した発達障害の人に対して、薬を使って症状をやわらげたり、ストレスによる問題であるときは、症状・行動のメカニズムを説明し、予防策や対応の仕方を一緒に考え、環境調整のために周りの人に協力を求める、といったことをします。

　発達障害の人の支援には、たくさんのいろいろな職種の人の協力が必要ですが、精神科もその一部であり、問題解決のために精神科を訪れることも一つの方法だと思います。〈登校できない・眠れない・身体症状・気持ちをコントロールできず暴れてしまう……〉といったとき、精神科で受診してみるのもよいと思います。次は、精神科受診をきっかけに方向付けができた２例です。

Aさん　中学１年女子
- 受診の理由：夜なかなか寝ない。髪を切ることを極端に嫌う。（家族）
　　　　　　　無断遅刻や欠席が多い。規則を守らない。行動が心配。（学校）
- これまでの経過

　健診で何か言われたことはないが、保育園では一人遊びが多かった。入学後、登校班での集団登校を嫌がり、一人でどこかにいってしまうため、母が半年間付き添って登校した。小学校高学年から髪を切ることを強く拒否するようになり、中学校の規則で髪が肩よりも長いときは髪用ゴムで結ぶように言われるが聞き入れず、注意を受けると無断で家に帰った。寝つきが悪く、遅刻が多く、登校せずに公園で過ごしたり、授業中にぼんやりとしているなどのため精神科を紹介された。

- 診察時の様子と診断：挨拶も返さず勝手に備品に触り、年齢に比べて落ち着きがない。イスに座るとすぐに持参した本を読み始めた。診察途中に缶ジュースを開けて飲もうとする。制止すると従うが、しばらくするとまた繰り返した。話しかけても本から目を離さず短く応答し、会話のやり取りが続かない。抑揚に乏しく、本のフレーズなどの引用

と思われる言い回しが多い。幻覚妄想などの精神病症状はなく、知能も年齢相応と思われたが、学校では予想通りでないとパニック状態となり、ベランダの手すりによじ登ったり、「変わった」行動がたびたび見られた。特に髪へのこだわりが強く、他人から髪を触られるのを嫌い、切ることも受け入れなかった。これらのことから、高機能自閉症を背景に持つ適応障害と診断した。

●受診後の経過：一人行動を好み、ほかから強要されることを嫌い、強く介入されるとパニックになることから、学校内では対人ストレスや不安があると思われた。また、頭髪へのこだわりがあり、それらを和らげる目的で抗うつ剤を使用した。支援のために学校や家族、病院、地域の支援機関が折あるごとに話し合い、周りが一貫した対応をとることによって「社会に受け入れられる適応」を目指していくことになった。学校側の理解と対処は適切であり、さらに同級生の理解とフォローが得られるようになったことで、「変わった」行動が次第に減り、目立つ問題はなくなった。その後高校に進学し、目立った逸脱行動もなく、現在は大学在学中である。髪へのこだわりに関して、「首の後ろにアザがあり、それを小学生のころにからかわれたので恥ずかしいと思った」とのちに話した。

Bさん　中学2年男子

●受診の理由：マンションの庇（ひさし）から飛び降りて自殺を図り、精神的問題を疑われた。

●これまでの経過

　手がかからない子どもで小学生のころは一人で本を読んでいた。中学生になり、母の携帯電話を使って友だちとメールをするようになったが、中学2年になって「リストカットして今から死ぬ」とメールを送るようになった。両親が問いただしたが何も弁解はせず、悩んでいる様子はみられなかった。夏休み明けから昼夜逆転傾向と不登校がちとなり、夜通しのメールが止まなかった。某日、マンションの庇から飛び降りて自殺を図る。右足骨折などで病院に搬送され、数時間後に意識は回復したが、入院翌日には病室から友だちにあててメールをしたり、何事もなかったようにけろりとしていた。

　周囲からするとまったく予想しなかった行動であり、未遂後のふるまいも不自然であり、周囲が心配して精神科受診となった。

●診察時の様子と診断：言葉数が少なく何を聞かれても「ああ、まあ」と曖昧な応答しかしない。自殺未遂に関しては、「もう終わったから」と言って口を閉ざした。現在困ることを聞かれて「携帯電話を禁止されたこと」と答え、自分の行動への深刻さはなかった。手術についても「友だちにひかれた」と笑って答えた。これまでの数々の行動の背景に対人的共感の不足があり、幻覚・妄想などの精神病的な徴候はみられず、気分の変化（抑うつなど）も見られず、アスペルガー症候群を背景に持つ行動異常と診断した。

●受診後の経過：通院自体を嫌がり、周囲の心配が理解できなかったが、睡眠障害があり、生活リズムをつくること、および学校内ストレスを軽減する目的で薬物治療を行っ

た(友だちとうまくかかわれないことで被害的な感情をもっていた)。家族および学校に理解を求め、特に家族には家庭でのパソコンや携帯電話使用のルールをよく話し合って作ってもらい、対人トラブルとなりそうなことを事前に予防したり、同じような状況を作らないことを目指した。本人も、「リセットした」と考えるようになり、生活様式も変わり、メールへの執着はなくなり、携帯ゲームに凝っていると述べた。高校入学後は友だちとは浅く広い付き合いでトラブルはなく、現在は専門学校へ通っている。

　上の2例はいずれも行動の心配が起こって初めて精神科受診に繋がりました。共通しているのは、対人関係が受け身であり、行動の面で多少変わっていても学校や周囲からそれまでは問題視されなかったという点です。実際には、陰でいじめられても自分から訴えないタイプであり、表面化することがなかったのだと思います。2例とも、もっと早い時期に診断されて、コミュニケーションの苦手さに合わせて家族内や学校内での見守りができていれば、このような極端な行動に至らなかったかもしれません。

　診断の後では、精神科の医師は学校と家庭の橋渡しのような形で障害理解を働きかけ、事あるごとに相談に乗り、家族を励まし、学校の先生を支えることで、周りの大人みんなで子どもを育て上げたという例でした。治療の経過を振り返れば、「変わったことをする子」を疎外するのではなく、受け入れた上でより適切な行動に導くように働きかけてもらったことがよかったのだと思います。

　精神科自体は脇役的な役割ですが、成人後もフォローできる点では家庭とともに社会的な見守りの役目を果たしているといえます。

〈参考文献〉
　米国精神医学会編(高橋三郎、大野裕、染谷俊幸訳)『DSM-Ⅳ-TR　精神疾患の分類と診断の手引　新訂版』医学書院、2003年

第2章

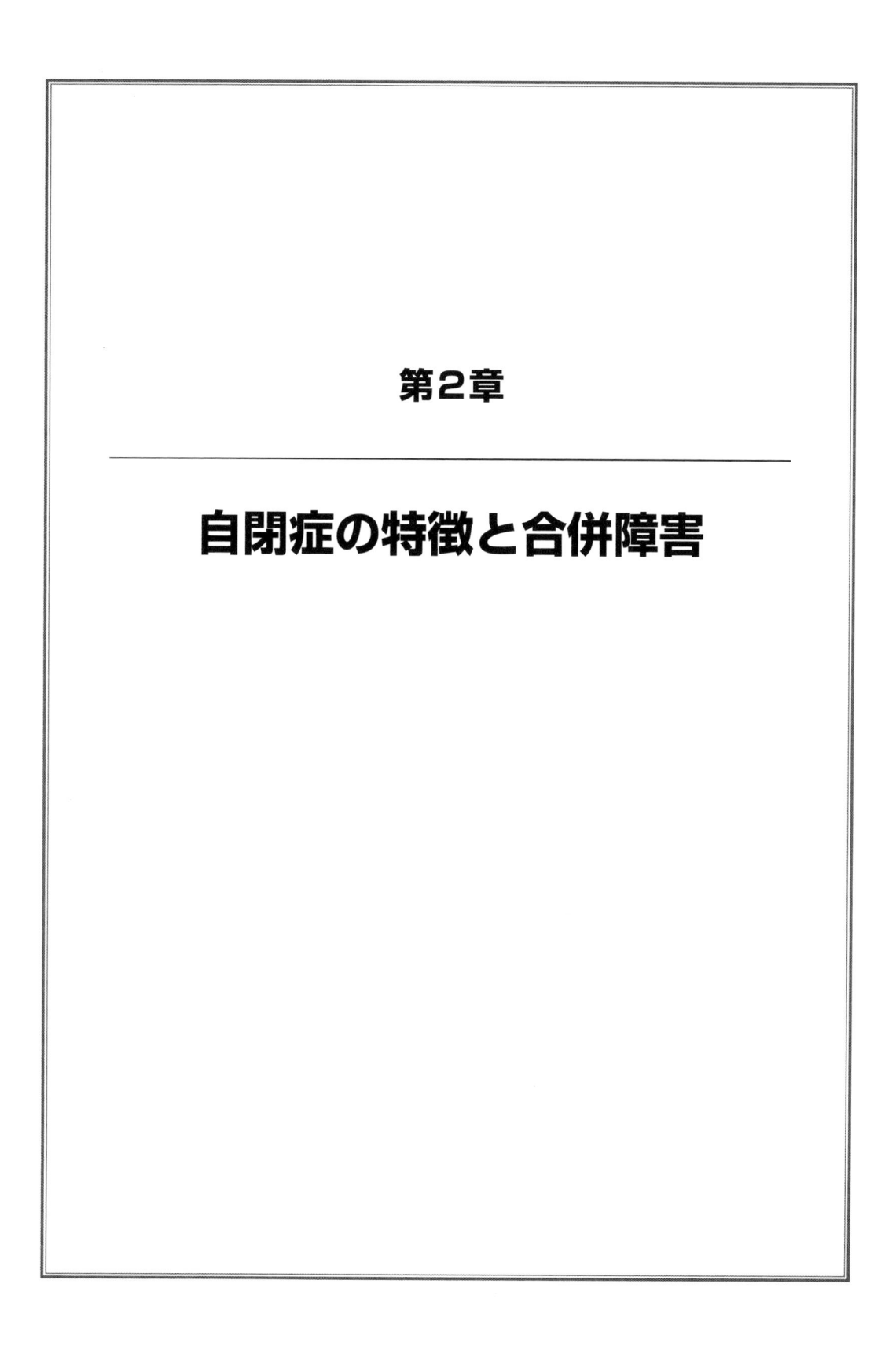

自閉症の特徴と合併障害

Q1 自閉症にはどんな特徴がありますか？

　自閉症には①人とのかかわりや社会性の障害、②会話とコミュニケーションの障害、③興味や行動の偏りといった3領域の特徴があり、それぞれの特徴が年齢とともに少しずつ変化していきます。乳児期と幼児期、学齢期、成人期では特徴の表れ方に違いがありますが、基本となる特徴は年齢によって変化や軽減はしても後年まで持ち続けます。一人ひとりで自閉症としての重症度・知的障害の程度・合併障害に個人差があり、自閉症の特徴を理解するには、基本となる特徴と、個人差の両面を把握する必要があります。

乳児期から1歳代の早期特徴

　乳児期と1歳代では、通常では月齢とともに達成する行動が遅れ、乳幼児健診で発達の遅れや偏りを指摘されてフォローの対象となります。早い場合には乳児期にそれらの特徴が見られるため、できるだけ早い段階で診断して支援を開始するべきだというのが医学の考え方です。乳児期から表れる特徴には以下のものがあります。（　）内は領域を表します。

- 反応が弱い。視線が合わない。声かけに振り向かない。（反応性）
- 抱いても泣きやまない。一人で平気でいる。抱いても寄り添わない、眠くなっても親に抱かれない。（人とのかかわり・愛着行動）
- 人見知りをしない、または人見知りが強い。（人への気付き・過敏さ）
- 指さした方を見ない、指さしをしない。（共同注意）
- 芸の模倣やバイバイなどの動作をしない。（模倣）
- 音に敏感ですぐに目を覚まして泣く。離乳食を嫌がる。（感覚過敏）
- 寝つきがわるい。夜泣き。（睡眠リズム）

　母親によっては「赤ん坊のときからどこか反応が違った」「母親になった喜びが感じられなかった」「自分の接し方のせいで子どもが反応しないのではないかと悩んだ」と回顧的に述べる例があり、この点からも早期支援の必要性を感じます。

幼児期の特徴

　最初は言葉が遅いだけに見えた子どもも、年齢とともに自閉症の特徴が明らかになり、家族が自閉症ではないかという疑いをもつようになります。食べ物を受け付けない・トイレを嫌がる・癇が強い・落ち着きがない・指示が通らないなどの特徴も1歳代以降の幼児期に目立ってきます。以下は領域ごとの特徴であり、①②③は第1章Q4で述べた自閉症の診断基準にあたります。

① 人とのかかわりや社会性の障害：周りの人との交流や愛着が育ちにくい

- 視線が合わない。
- 呼びかけに応じない。指示に従わない。
- ほかの子どもに興味を示さない。一人で遊ぶ。人馴れしない。他の子どもに手が出る。
- 集団遊びができない。
- 外出先で好きな方に行ってしまう。

② 言葉とコミュニケーションの障害：言葉の理解と表現の両面が遅れる
- 言葉が出ない。言葉かけに応じない※。オウム返しをする※。
- 単語は出るが文にならない。
- 指示が通らない。
- 質問の理解が悪く、会話のやり取りができない。
- ひとりごとを言う。同じ言葉を繰り返す。言葉が不明瞭。
- 上手に説明できない。答えがずれてしまう。話し方が一方的。

（※オウム返しは、言葉の意味がわからないまま、相手の言葉を反唱する状態。たとえば「名前は？」に対して「なまえは？」と答える。言葉かけに応じないのは、①に述べた人への反応の弱さと、言葉の意味がわからないことに関連する。）
- 想像的遊びやごっこ遊びをしない。

③ 興味や行動の特徴：おもちゃで遊ばず、興味や行動の偏りがある
- 回るもの（タイヤ・扇風機）や動くものに関心がある。気に入った物を持ち歩く。
- おもちゃや物を並べて遊ぶ。本をパラパラめくる。
- 数字やマーク、時計、カレンダーに熱中する。
- 鉛筆や箸、棒などの長いものを好む。
- テレビやビデオのスイッチいじりや携帯、計算機などを好む。
- 自分の決まりごとを作り、そのやり方にこだわる。
- 切り替えが苦手である。
- 初めての場所が苦手。予想通りでないと混乱する。
- 思うようにならないと癇しゃくを起こす。
- 手をヒラヒラさせる。つま先歩き。飛び跳ねる。

④ そのほかの特徴：診断基準には入らないが、共通することが多い特徴
- 多動で落ち着かない。高いところに登る。飛び出す。
- 感覚が過敏：音に敏感・食べ物の好き嫌いが強い・匂いを嗅ぐ・触れるのを嫌うなど。（詳細については第6章Q4を参照してください）
- 怖がりが強い。
- 睡眠リズムの障害
- 手先の動作の遅れ、転びやすい、姿勢がわるい。（協調運動障害）

⑤　身辺自立（食事・排泄・着脱）の遅れ

　親たちは、食事やトイレの指導のときに、「おいしいから食べてごらん」「トイレでしようね」と声をかけて子どもを励まし、スキルを教えていきます。しかし、言葉の理解や模倣の発達が遅れ、また、相手の気持ちが理解できない段階にある子どもでは、身辺スキルの獲得が遅れ、「決まったものしか食べない」「食べるものが限られている」「トイレ排泄ができない」という訴えに繋がります。指導の考え方や指導例については、第4章「食事・排泄・睡眠の指導」を参照してください。

学齢期の特徴

　就学の頃には、多くの子どもで年齢に伴う成長が見られます。たとえば、トイレ排泄ができるようになった・言葉が大分増えた・多動や癇しゃくが減った・集団に入れるようになったなどの変化です。しかし、自閉症の基本症状である人とのかかわりや社会性・コミュニケーションなどの苦手さをもちつづけ、また、学齢では友人関係や勉強などのレベルも高くなり、新たな難しさも生じます。それらの詳細は第9章「学齢期に起こりやすい問題と支援」を参照してください。

知的障害の合併と視覚認知の優位性

　知的障害の合併があるかどうか、また、重度であるか軽度であるかによっていろいろな行動や言葉を学習していく力の差が生じます。子どもたちが表す状態像は主に、自閉症の特徴の組み合わせと知的障害の2つの軸で成り立ちます（LDやADHD合併については後述）。知的障害の程度は、軽度（IQ50〜69）・中等度（IQ35〜49）・重度（IQ20〜34）・最重度（IQ20未満）と4群に分類します。

　知的障害が重度であれば、言葉の獲得や身辺のスキルなどの獲得にそれだけ時間がかかります。また、特性に合わせたわかりやすい指導（構造化された指導）や、言葉をもたないことを前提とするコミュニケーションの指導も必要になります。このような例の言葉の指導は、第5章Q5「PECSについて知りたいです」の項目を参照してください。

　言葉や社会性の発達が遅れる反面、目で見て理解する力（視覚認知）はより良好であることが、子どもの遊びや行動の観察で明らかです。発達検査や知能検査の中でも、その特徴が表れます。一度出かけた場所を記憶していたり、診察にきた子どもが前回遊んだおもちゃを憶えていて指差しで要求したり、家具の配置の違いを目ざとく見つけたり、視覚的な認知と記憶の良さはいろいろな場面で見ることができます。このような特性（視覚認知の優位性）を生かした支援が、構造化や視覚的支援などにあたります。

人とのかかわりや社会性について

　これは＜幼児期の特徴＞の①でみたように、診断基準の１番目の重要な特徴であり、成人期に至るまでさまざまな形で苦手さをもち続けます。それに対する支援は、毎日の家庭養育や幼児期療育・学齢期以降の社会生活の中で、さまざまな形で取り組まれています。共同遊びができない子どもに対して、保育園や学校で少しずつ共同遊びの楽しさを経験させるといった日常的な方法から、社会的なスキルそのものを目標にしたソーシャル・スキル・トレーニング（SST）やソーシャルストーリー（136ページを参照してください）まで、いろいろな方法がありますが、支援の基本は、安定した人とのかかわりのもとで行われる無理のない日常的な指導と、社会性に焦点を当てた支援法の組み合わせです。

想像力の障害について

　自閉症の子どもが遊びや関心の偏りをもち、自分のやり方にこだわり、予定の変更が苦手であり、初めての経験で混乱するといった行動の背景には、想像力の障害があり、イマジネーション障害とも呼びます。

　定型発達の子どもでは、予定外の事態が起きたとき、「何でできないの？」と不満を言いながらも、これまでの経験や知識を動員して、「ああでもない。こうでもない。じゃ、こんなふうにしよう！」と想像力を働かせてその事態に対処します。また、癇しゃくが起きても大人が宥めると仕方なくそれを受け入れたり、面白そうな遊具をみれば、どんなふうにして遊ぼう？　と想像して、新しい遊びも取り入れていきます。また、初めての経験も半ば想像しながら楽しみに待つことができます。

　想像力の障害がある自閉症の子どもでは、新たな行動を始めるよりも、自分の気に入りの行動の繰り返しを好みます。上に述べたほかに、気に入りの服やくつにこだわる、きっちりと揃える、一番にこだわる、気に入りのビデオのシーンを繰り返し観る、同じ遊びをする、同じ絵を描く、「どこ行くの？」「かいもの行く？」といつも同じことを聞くなどであり、行動がパターン化する・融通がきかないといわれる特徴です。

　想像力の障害はある程度言葉の力がついてきてもいろいろな場面で出現します。たとえば、「あしたかんげい遠足だよ」と聞いた小学生は、何があるかを想像できず、「かんげい遠足って何？」と質問しました。「新しい１年生と一緒に行く」と説明してもよくわからず、母が去年の写真を見せると「あー、あれね」と理解しました。具体的な場面を見て歓迎遠足を理解したという例です。このような想像力の特性がある反面、好きなことには熱中し、知識を蓄え、そのことで周りに認められたり、決まりをきちんと守り、見通しが立つと力を発揮する、パターンが分かると憶えやすい、几帳面であるなどの長所に繋がり、支援法を考える上で活用したい点です。

もっと詳しく

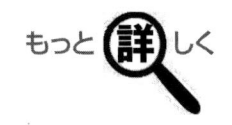

一次的な特徴と表れる結果

自閉症の特徴は多様であり、領域ごとに整理するとわかりやすくなります。

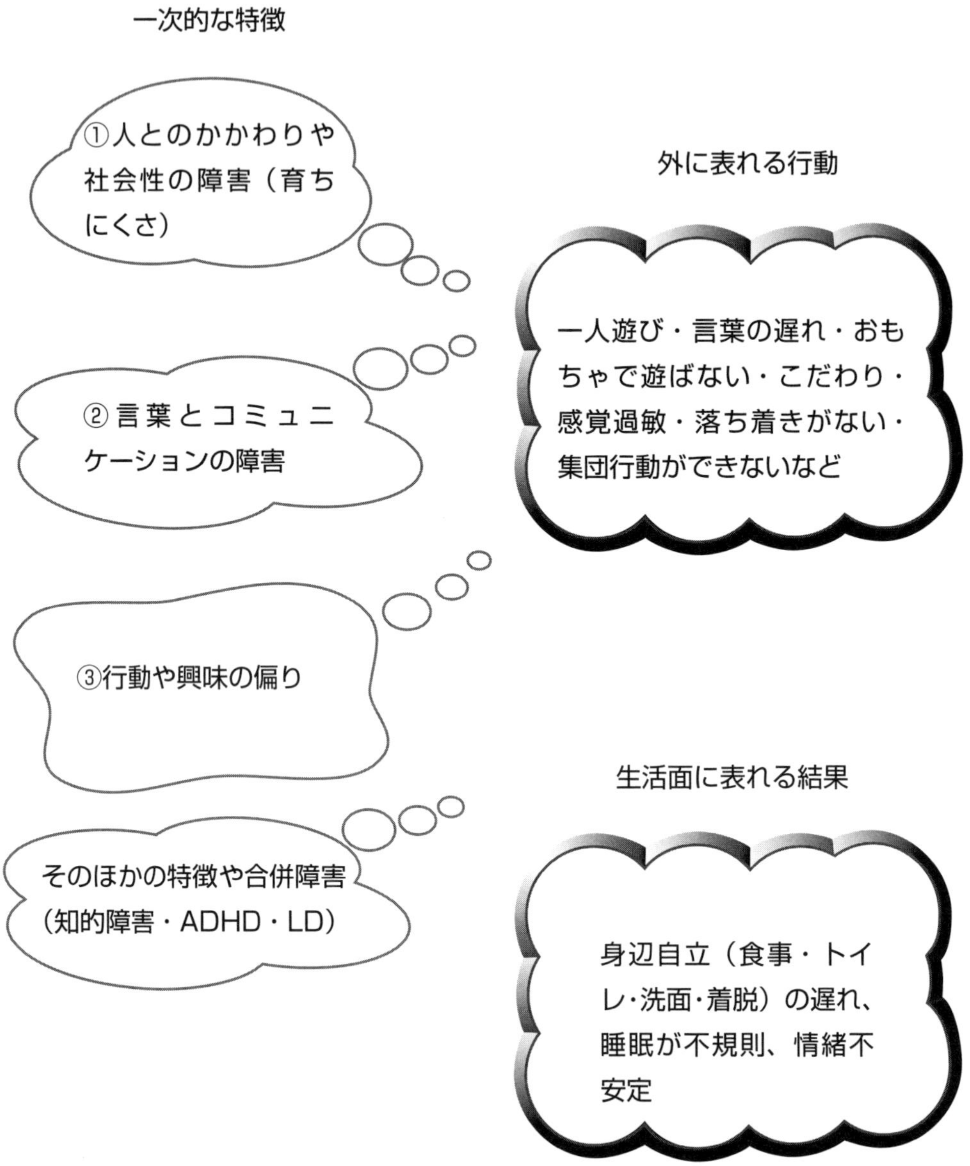

一次的な特徴

- ①人とのかかわりや社会性の障害（育ちにくさ）
- ②言葉とコミュニケーションの障害
- ③行動や興味の偏り
- そのほかの特徴や合併障害（知的障害・ADHD・LD）

外に表れる行動

一人遊び・言葉の遅れ・おもちゃで遊ばない・こだわり・感覚過敏・落ち着きがない・集団行動ができないなど

生活面に表れる結果

身辺自立（食事・トイレ・洗面・着脱）の遅れ、睡眠が不規則、情緒不安定

図2-1　一次的な特徴と表れる結果

てんかん発作の合併について

　てんかんとは、脳細胞の異常放電によって、けいれんや意識消失などの発作を繰り返す病気です。自閉症の子どもの約2割は、いろいろな年齢段階でてんかん発作を起こすようになります。発作を最初に起こす年齢は、10代前半（12～14歳ころ）が最も多く、ついで乳幼児期とされています。てんかん以外の病気（たとえば、インフルエンザやそのほかのウイルス感染による高熱疾患）でもけいれんが起こることがあり、1回の発作だけではてんかんとは診断されません。てんかんは、けいれんなどの発作があり、脳波上も発作波が見られるときに診断します。

　知的障害との関連については、従来から、知的障害のある方が、また、知的障害が強いほどてんかん合併の率も高い、とされてきましたが、知的障害を伴わない場合にもてんかんを起こすことがあり、てんかんとIQに厳密な関連性がないとする研究結果も出されています。

　てんかん発作の型は、全身けいれん発作や意識消失発作、顔面などの部分的なけいれん、時には腹痛発作など、さまざまな形をとります。

　現在のところけいれん発作がなくても、成長の節目（小学校入学や卒業の前後）に脳波検査を受けておくと脳波異常が出現する場合もあり、それは、今後のてんかん発作の可能性を判断するのに役立ちます。

　なお、てんかん発作が発来すれば、抗てんかん薬で治療を行います。全体的に見れば、自閉症に合併するてんかんは薬によるコントロールがわりあいよいという特徴をもちます。

心の理論と実行機能障害

　自閉症の子どもたちの持つさまざまな苦手さを明らかにするために、さまざまな心理学的研究が行われています。心の理論と実行機能障害はその代表的なものです。

　心の理論とは、自分や他人に独立した心（信念）があると想定する能力であり、定型発達の子どもでは4歳頃にこの力を備えるようになります。英国のバロン・コーエンは、自閉症の子どもに心の理論の障害があることを報告しました（Baron-Cohenら,1985）。

　心の理論のテストの1つである「サリーとアンのテスト」では、サリーが自分のバスケットにビー玉を入れたあとで部屋を出て行き、その後、サリーがいない間にアンがビー玉を自分の箱に入れます。サリーが部屋に戻ってきて、ビー玉で遊ぼうとするとき、「サリーはビー玉をどこで探しますか？」と子どもに質問します。コーエンらによると、4歳の定型発達の子どもの85％が正しく答え、それに対して自閉症の子どもで正しく答えたのは20％でした。この結果は、ほとんどの自閉症の子どもでは他者の心を理解することが困難であることを表しています。このような心の理論のテストは、その後、より複雑な信念テストでも研究されています。

　実際に、サリーとアンのテストを自閉症の子どもたちに答えてもらうと、「箱を探す」「だってアンちゃんが箱に入れたから」と答える子どもが多いのが特徴です。自閉症の子どもでは、相手の気持ちがわからずにトラブルになることがよく見られます。たとえば、

Aくんは Bくんとケンカになり、「Bくんが僕を叩いた。Bくんが悪い」と抗議するのですが、Aくんが先に手を出したからBくんが叩いたというのが事実であり、それを言葉だけでAくんにわからせようとしても無理があります。このようなとき、心の理論の障害が想定され、したがって、その経緯をコミック※に描いて理解を援けるといった方法がしばしば有効です。（※136ページを参照してください）

　心の理論の障害を持つ子どもでは、振りをするという心の状態も理解は困難であり、自閉症の子どもがごっこ遊びをしないことにも関連します。

　心の理論の脳の責任部位として、前頭葉や側頭葉・扁桃核などが研究されていますが、研究による差が見られる段階です。

　一方、実行機能とは、ある行動をしようと頭の中で企画し、それを順序立てて実行する機能のことです。日常のいろいろな行動にこの機能が必要ですが、特に、自閉症の養育で問題になるのは、朝の身支度や登校準備です。決まった時間までに家を出なくてはならないにもかかわらず、行動をスタートできず1つ1つ促して準備させる結果になります。ADHDの子どもも、実行機能障害を持つことが多く、このようなとき、しなければいけないことをスケジュール（第5章Q4を参照してください）で示すという支援法が実行機能の弱さを援ける方法の1つになります。実行機能障害も前頭葉がつかさどる機能です。

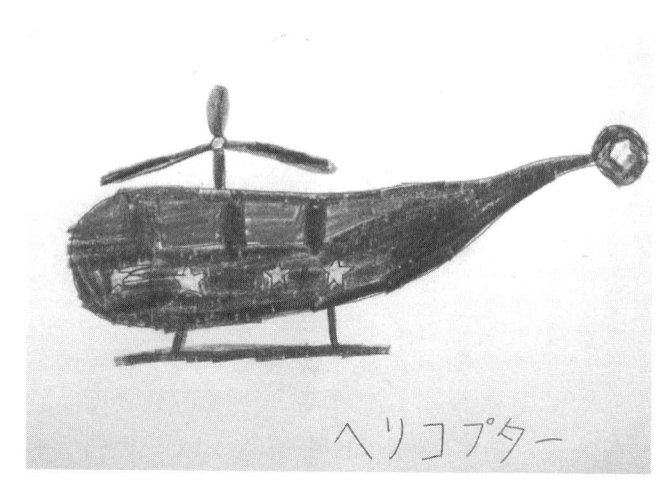

ゆうすけ画

コラム ── 得意領域の才能

　自閉症の子どもでは、苦手なことが多方にわたる半面、得意なことや関心がある分野については熱中し、それらについての知識や記憶に優れる子どもや大人もしばしば見られます。好きな昆虫や爬虫類、魚や植物の名前やその生態、好きな乗り物や車の種類についての知識、走っている車を即座に言い当てる、全国を走る特急の知識、働く自動車の知識、地図や地理など、対象は子どもによってさまざまですが、共通しているのは絵本や図鑑やビデオなどを繰り返し見て視覚的な情報として取り入れている点です。

　聴覚に関しては、ピアノ教師から絶対音感があるといわれる子どもの例や、ラジオやCDで曲を聴くと、譜面なしでそれを弾いたり、ピアノの音程の狂いがわかるという例もあり、優れた音感を示すようです。

　年月日の記憶の良さやカレンダー計算の能力もよく知られています。何気なく（卒業は何年でしたか？）と質問すると、10年以上も前のことを「1998年3月14日土曜日でした」と即答したり、会話力も知能も5歳以下でありながらある年月日の曜日をすぐに答え、その計算の仕方は説明できないという不思議さをもちます。

　数字への強い関心は、時刻表や電話番号・道路の速度表示・走行距離・計算機の操作などへ向かいます。カメラへのこだわりが問題行動であった子どもでは、携帯・パソコンと発展して、文字による会話が可能になりました。絵やぬり絵に熱中する子どもが、後年になって切り絵・絵画・貼り絵・焼き物・粘土細工などの趣味や、それを活用した作品展などの形で才能を発揮させる例があります。

　このような才能を、余暇活動や趣味として育てていく例があり、この本でもイラストとして掲載しました。また、動物が好きで農業高校に進学してその方面へ就業した例もあります。

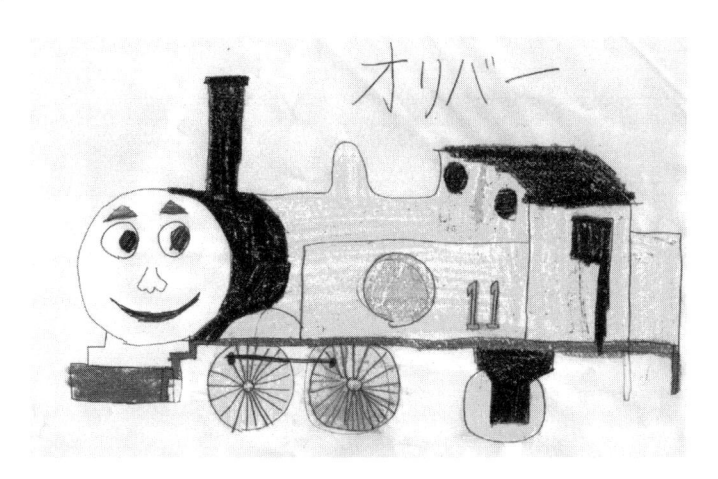

ゆうすけ画

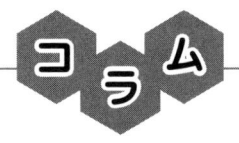

Q2 子育てにとても苦労します。ほかの家族はどうですか？

Q1で述べたように、自閉症では、発達の早期から人とのかかわりや言葉の発達が障害されるために、乳児期から育つはずの母子の交流や家族との関係（愛着）、いろいろな動作の獲得が遅れ、また、感覚の過敏さが離乳食を受け付けない・癇が強いという形で親を悩ませます。睡眠障害が強い子どもでは、「産院にいるときからよく泣いた」「眠ったのでベッドに寝かせるとすぐに目を覚まして泣いた」と母親が苦労を語り、それまでの養育の大変さが思いやられます。このようなタイプでは、早期から環境調整を図り、それでも限界があれば、服薬を開始するのも1つの方法です。さもなければ、母親が疲弊して家庭が立ち行かなくなる事態も生じます。

過敏な子どもでは、離乳食を始める頃から、味覚の過敏さによる不快や初めてのことへの抵抗から、泣いたり癇しゃくを起こしたりするようになります。おまる排泄の練習が始まると、それを受け入れず親を悩ませます。そのような段階では、たとえば排泄の指導はまだ無理があると考えて、当面できることから教えていくという観点が必要になります。

人とのかかわりが育たない子どもでは、弟や妹が這うようになって、自分のおもちゃを触ったり遊びの邪魔をするようになると、接近を嫌って押し倒したり叩いたりして親を困惑させます。

以下は、養育困難が深刻だった例です。

こんな事例 2

●偏食が強く、カレーライス以外は食べなかった男児●

乳児期からとても泣きやすく、夜泣きも多かった。離乳食を受け付けず、2歳半までほとんど母乳とミルクだけだった。カレーライスだけを食べるようになり、それも特定のメーカーに限られ、野菜を少しでも加えるとすぐに気付いて吐き出した。飲み物も一部のものに限られた。保育園および学校では、偏食を治そうといろいろな試みがされたが、カレー以外は一切受け付けず、小学校の宿泊訓練でも2日間飲食しなかった。中学時から徐々に食べられる物の種類が広がり、高等部の現在では、食事の偏りはほとんど見られない。このような飲食制限のために、小学校までは脱水症状を起こして点滴治療を何度か受けたが、そのほかの栄養障害などの身体的トラブルも発育障害もなかった。

第2章 自閉症の特徴と合併障害

こんな事例 3

●妹に対する拒否が強く、一時別居を要した３歳男児●

妹が２歳になり、自分の並べているおもちゃなどを触りに来るのを怒って、噛み付いたり押し倒したりするようになり、父母が制止しても効果がなかった。自分の方に近づこうとするだけで突進して押し倒すようになり、その様子を見た祖父母が妹だけを祖父母宅で預かることを決め、兄妹別々に生活することになった。１年３ヶ月後、同居を再開したときお互いに成長が進んでおり、以前のような行動の心配はほとんどなかった。

現在18歳になり、母親は当時について、「当時はこれでよいのかと随分悩んだが、今ではあれでよかったと感じている。私自身が子どもたちの様子に耐えられなかった」と述べました。現在ではこのような例では、早期入園やデイサービスの形できょうだいを日中分離したり、それぞれの居場所（遊び場所）をつくって接近の回数を極力減らすという対処で乗り切る家族が多いと思われます。

こんな事例 4

●４歳になっても抱っこ要求が強かった女児●

３歳になっても言葉をほとんどしゃべらず、自分で食べようとせず、トイレ排泄にも応じなかった。公園でほかの子を見かけると離れたところからじっと見ていた。幼稚園では、集団には入らず、ほかの子どもの様子をうかがっており、受動性が強かった。登園の際も帰り道も、母に抱っこを要求し決して歩かないので、幼稚園の教師から「４歳にもなって抱っこですか？」と言われたが、一人で歩くことが不安なのだと考えて抱っこを続けた。入学後は、小学２年まで母と手をつないで登校し、それに対しても「甘い母親」という目で見られたという。習ったことは覚えていくので、学習面はわりあい良好で、現在普通高校で学んでいる。当時について母親は「今でも身体の感覚が過敏で、新しい服などをとても嫌う。当時は足を地面に着けることが不快で耐えられなかったのだと思う」と述べた。

上のような例では、母親のやり方が悪いからこうなると責められがちですが、実際には子どもの側の事情によることを共通理解して、その時期を乗り越えていくことが望まれます。主治医・相談相手・療育担当者など、子どもの事情がわかって養育の相談に乗ってくれる相手がいることが、幾分とも援けになると思います。

Q3 自閉症の中でどのタイプにあたりますか？

　　かつて自閉症の大半の例は知的障害を合併するとされていました。近年では、知的障害が軽度であるか、または知的障害のない群（IQ70以上でいわゆる高機能群）が知的障害を持つ例と同程度か、またはより多いことが知られるようになりました。高機能群の中のアスペルガー症候群は、自閉症と同様に対人関係や社会性の障害と、興味や行動の限局や偏りの2つの診断基準を満たし、一方、言葉や知的障害がないと定義しますが、実際には幼児期に言葉が少し遅れたり、成人期になってもコミュニケーションの苦手さに悩むという例がしばしばです。

　下の図2-2は、自閉症とアスペルガー症候群および非定型自閉症を含む広汎性発達障害（破線で囲んだ部分）と関連障害を表します。特に、ADHDとLDの合併例が多く、それぞれの詳細については本章Q5・Q6に述べます。

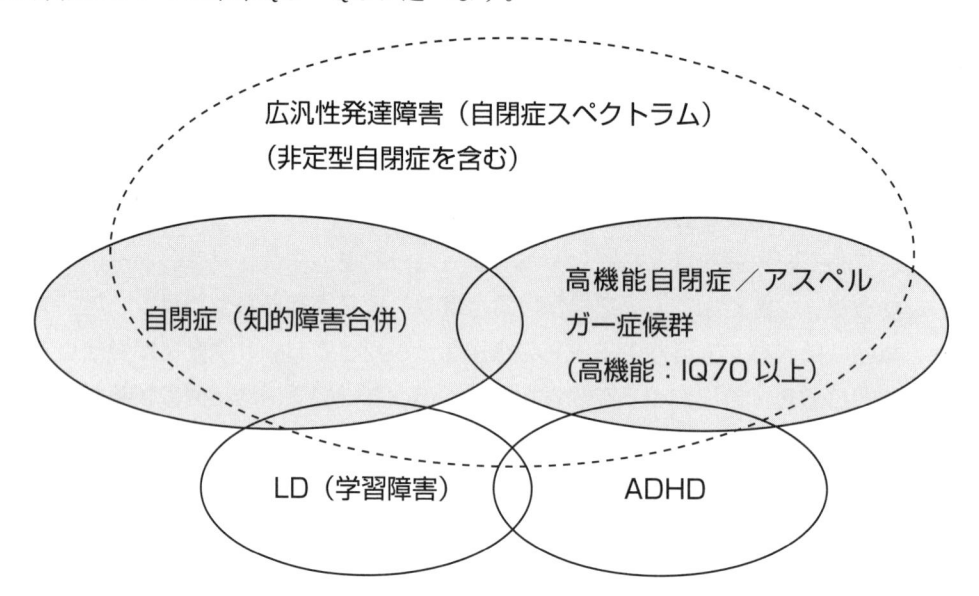

図2-2　自閉症のタイプと関連障害（注1：知的障害合併の群と高機能群の区別は、必ずしも明確でない　注2：自閉症スペクトラムと高機能自閉症の診断については、46・47ページを参照してください）

　広汎性発達障害の中の知的障害を合併する群（左の◯）と、高機能群（右の◯）の2つは明確には区別されず、知的障害の程度の判断に迷う例や、後になって診断の変更が必要になる例もあります（46ページの事例6を参照してください）。2つの群の区別は自閉症の持つ多様な特徴を理解するために、また、支援を考える上で便宜上使われるものです。

第2章　自閉症の特徴と合併障害

　自閉症のタイプを規定する要因は、したがって、1）知的障害の有無と知的障害の程度、2）自閉症としての重症度：重症例から非定型まで（第1章Q5「CARS」を参照してください）、3）LDやADHDの合併の3つです。そのほかに、英国の研究者ローナ・ウイング※は、社会性のタイプを4型に分類しました。孤立型・受動型・積極型・形式ばった大げさな群です。（※児童精神科医・研究者。自閉症の家族としても英国自閉症協会の主要メンバーとして貢献している。）

　孤立型は、周囲に無関心であり、一人遊びや一人の行動に没頭し、介入を嫌うタイプです。比較的重度の子どもによくみられます。受動型では集団の中ではおとなしく、周りに対して従順であり、逸脱が目立たないタイプです。そのために、学校でも問題に気付かれにくく、診断が遅れ、長期的な不適応が続いて受診に至る例が見られます。

　積極・奇異型は、仲間との交流を求めますが、適切なかかわりができず、トラブルが目立つタイプです。形式ばった大げさな群は、知的能力や言語レベルが高い人たちの青年期以降に見られ、丁寧すぎて他人行儀であったり、形式にこだわり奇妙な印象を与える群です。

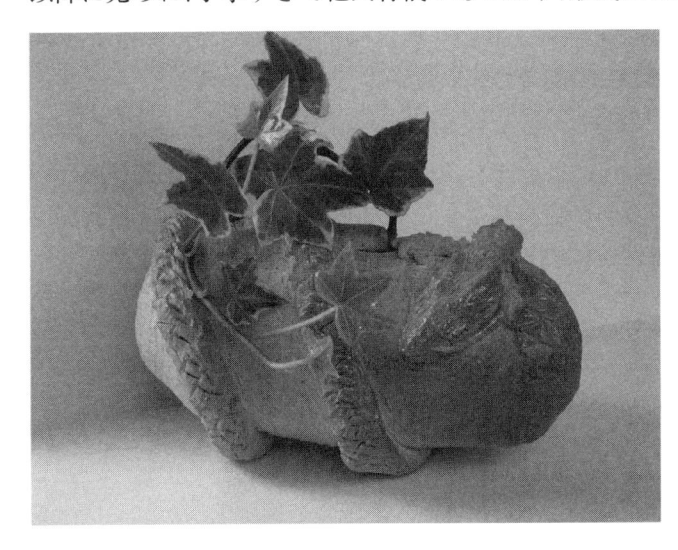

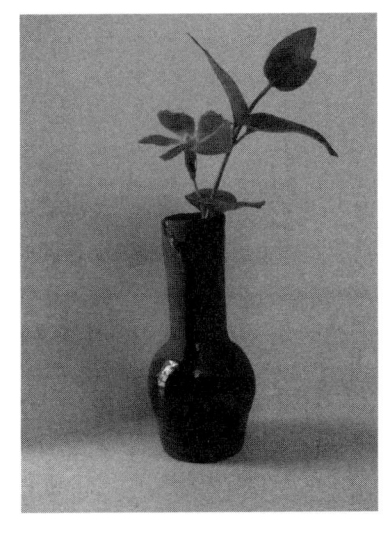

焼き物1・2（まどか作）

こんな事例 5

●「知的障害を合併する自閉症」から「高機能自閉症」に診断変更された子ども●

　3歳代では言葉を話さず、ほかの子どもとの遊びや集団行動もできなかったが、集団から大きく外れることはなかった。4、5歳では自分の好きな活動だけ参加した。入学前に言葉が増えて発達指数は70台になった。入学後も集団行動に参加せず、登校拒否や給食拒否がつづくため、本人用の時間割をつくり支援クラスで指導を受けた。小学3年生から会話力がつき、参加したくない理由も言葉で話すようになり、知能指数は90台になり、高機能自閉症に診断変更された。現在では、会話や学習の状態はアスペルガー症候群（受動型）に近いが、友だちとの交流や会話は受け身であり、学習も個別の支援が必要である。

こんな事例 6

●知的には高機能だが、対人過敏や感覚過敏が強い男児●

　乳児期から人や場所に慣れず、初めての場所や人が多い場所ではよく泣いた。幼稚園ではおとなしく、よく泣き、運動会のスピーカーや甲高いほかの子どもの泣き声をとても怖がった。入学後、家に帰るとイライラするようになった。小学3年生から「学校はイヤだ。意地悪される」と登校を嫌がるようになり、学校からの勧めで受診した。診察場面ではほとんど話さず、かろうじてうなずきや首振りで応答し、対人・コミュニケーションスキルの不足が明らかだった。対人的過敏さや感覚過敏もつよく、行事も苦手であり、高機能自閉症の診断をもとに支援を受けることになった。

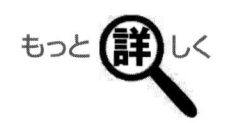

もっと詳しく

「自閉症スペクトラム」について

　最近日本でも「自閉症スペクトラム」の用語がよく使われるようになりました。「自閉症スペクトラム」とは、イギリスのローナ・ウイングが1981年に提唱した概念です。ウイングは、社会性、コミュニケーション、想像力の3つの領域に発達的な偏りを持つ人たちを、自閉症スペクトラムとして広く包含してとらえ、「自閉症としてのサービスが必要だ」という考えから、より臨床的、実際的、現実的な概念を提唱しました。

　スペクトラム概念では、細かい分類（カナー症候群[1]、アスペルガー症候群、中間のタイプなど）の境界線は明確ではありません。また、一人の人でも成長につれてタイプが変わっていくことがよくあります。タイプは異なっても、自閉症スペクトラムであれば根底

にある発達的な特徴は共通していて、支援の方法も考え方としては共通している、という立場をとっています。

実際に、学校や家庭で不安やストレスを抱いたり暮らしにくさを感じている人たちに必要なのは、細かい分類ではなく今日からすぐに活用できる支援方法です。その意味では、「自閉症スペクトラム」という概念はとても有用だと思われます。なお、DSM−5では、広汎性発達障害の用語に代えて自閉症スペクトラム障害が採用される見通しです。

高機能自閉症の診断について

高機能自閉症は医学的な診断基準には含まれません（第1章Q1の表を参照してください）。しかし実際には、臨床の場でよく使用される診断用語です。当初、高機能自閉症 high functioning Autismは研究上の必要性から、知的障害を持つ群と比較するために、知的に比較的高い群を表す用語として使用されました。臨床上もそれにならって使用されるようになり、近年では高機能群の診断数が増加しています。

図2-2にあるように、IQ70以上であるときに高機能群とよび、IQ70台の軽度の知的障害があるとき高機能自閉症、言葉や知能の遅れがないときアスペルガー症候群と呼ぶのが通例です（この2つは明瞭に区別されるものではありません）。

このように高機能自閉症は少しわかりにくい側面をもち、また、上に述べた自閉症スペクトラムの考えのもとではこのような区別は意味がないとされます。

しかし、「高機能自閉症」と診断することにいくつかのメリットがあります。高機能群の子どもでは理解力や学習力が比較的高いために、自閉症の特徴があってもそれがカバーされ、外見上不明瞭になります。そうした例では家族や保育者、教師が自閉症の診断に納得ができず、診断への疑問が生じます。高機能自閉症の診断は、このようなわかりにくさを説明するものとなります。診断はその後の支援のあり方や学級の選択にも影響を与えるため、自閉症の診断はできるだけ周囲の納得が得られるようにすべきだと考えます。

高機能であっても子どもの状態に合わせた支援が必要である例は事例6で示しました。

注1）自閉症を最初に提唱したレオ・カナーが記述した症状を持つ自閉症をこのように呼ぶ。特に、知的障害のない自閉症をアスペルガー症候群と呼ぶようになって、その対比からカナー症候群と呼ばれることがある。カナー症候群では有意味語がないか、または言葉はオウム返しやひとりごとが中心であり、孤立や決まったやり方への固執が特徴である。

Q4　将来はどうなりますか？

　将来の状態は自閉症の重症度や合併する知的障害の程度によって差があります。自立できるかどうかも同様です。また、どのようなサービスを受けるかによっても成人期の状態に差が出ます。重度の自閉症の人たちは成人しても社会性や会話・コミュニケーションの障害がつづき、通所施設や入所施設での作業に従事している人が大半であるのが現状です。重度の人で、障害に配慮した就労の場に恵まれて就労する人たちもありますが、少数に留まり、成人期の生活の質（クオリティ・オブ・ライフ）は未だ高いとはいえない状況です。

　高機能自閉症やアスペルガー症候群の人たちは、高校・大学または専門学校へと進学しますが、就労の場では社会性やコミュニケーション能力を求められるために就業がうまくいかず、代わりに多くの人が授産施設や作業所などに通所して仕事や社会参加をしています。成人期の人たちの就労や生活をサポートするための支援機関やNPO法人が全国の各地域で少しずつ増えつつあり、今後が期待されます。

　以下に紹介する3名は、成人期に入り作業所に通所している男性、就労支援を受けて就労した女性、および家事手伝いに従事している成人男性の例です。

こんな事例　7

●幼児期に多動と集団行動の困難さが目立った例●

　歩き始めの頃から多動で、屋外でもあちこちして目が離せなかった。保健師の勧めで早めに入園したが、保育園では机の上を飛び歩く状態のため指導ができないと言われて通園施設に転園した。砂遊びとぬり絵が好きで、その間は1つの遊びを続けることができた。集団行動にはほとんど参加しなかった。

　小学校特別支援学級の中で字のなぞりや簡単な数の学習を根気よく指導され、着席の時間が少しずつ長くなった。養護学校高等部を卒業し、現在は作業所に通所している。

　多動が軽減したのは小学3年頃で、机に座って勉強する習慣が短時間でももてるようになったこと、および年齢による成長だと家族は感じている。現在も活動のエネルギーが高く、外出しても疲れを知らないように見えるため、ヘルパー制度を利用して休日の外出を行っている。音楽を聴くときや好きな図鑑やテレビガイドを見るときは集中が持続する。言葉を少しもつが会話はほとんどできない。

　家族は、幼児期の多動だった頃に比べて本当に落ち着いて過ごせるようになったと感じている。

第2章　自閉症の特徴と合併障害

こんな事例 8

●養護学校高等部を卒業し、6年後に就労した女性●

　幼児期から言葉の遅れ・一人遊び・関心の偏りが強く、障害児クラスで保育を受けた。小学校特別支援学級に在籍したが、漢字や計算の習得がある程度できるようになり、行動もおとなしいため、小学5年時通常学級への転級を教師に勧められたが、本人は「自信がない」と受け入れなかった。養護学校高等部卒業後、作業所で就労訓練を受け、パソコンでの入力や図表作成を練習した。ハローワークで入力の仕事を紹介され、社員として入職した。電話や客との応対は現在も苦手であり、入力のみを担当している。対人的な苦手さは現在も変わりがなく、同年代者との交流もない。

　この例では、本人が学齢期から無理のない生活を望み、家族もそれが子どもに合っていると感じ、無理強いをしなかった。そのことが結果的に良かったと家族は感じている。

こんな事例 9

●家事手伝いをしているアスペルガー症候群成人男性●

　小中学時代はおとなしく、自分から友だちを求めることはなかった。誘われれば遊び、ずっと受け身の交流をしてきた。高校卒業後短大に進学したが、実習で話し合いをしたりレポート作成をするのに、ほかの人とのコミュニケーションの苦手さを強く感じるようになり、登校できなくなり退学した。しばらくして、コンビニのバイトを経験したが、勤務のローテーションが複雑で、変更がたびたびあるのが気になって続かなかった。家族に勧められ、家庭で勉強できる通信講座でいくつか資格をとったが、就業には繋がらなかった。就業を勧める家族との間で意見が折り合わず、親子断絶のようになったあと、ある講演会でアスペルガーのことを知り、それがきっかけで家族と話し合うようになり、家事の手伝いを仕事とするようになった。洗濯や掃除・夕食作りは几帳面なため、わりあい順調であり、自分に向いていると感じている。

Q5 教育相談でLDと言われました。LDとは何ですか？

　LDはLearning Disabilitiesの略で、学習障害とも呼びます。言葉や知能の遅れがないにもかかわらず、字の読み書きや計算などの学習が身につかない状態であり、文部科学省の定義では、「全般的な知的な遅れはないが、聞く、話す、読む、書く、計算する、または推論する能力の特定の習得に困難を示す状態」とされます。自閉症の子どもの大半では、言葉や知能の遅れがあり、それに加えて学齢期になると読み書きの困難さも明らかになる場合は、LDの評価と支援も必要になります。

　LDも自閉症の場合と同じように、脳機能の障害が想定されます。LDがあれば、学習につまずき、勉強嫌いや自信喪失に繋がりやすいため、学齢期の学習指導の上では重要な問題です。

　言葉のLDがあれば、言葉の遅れが表れます。「言葉が遅い」という場合に、自閉症の特性によるのか、合併する知能障害のためであるのか、またはLD合併によるものであるのかについては、一人ひとり違いがあり、診立てが必要です。家族が「心配なのは言葉の遅れだけです」と言われる場合でも、専門家はいくつもの可能性を念頭において、言葉の遅れの特徴を詳細に評価し、障害の組み合わせがないかどうかを検討します。自閉症の診断に時間がかかる理由の１つはこの合併症の診立ての大切さによります。

　LDにはいくつかのタイプがあります。医学でいうLD（医学用語では特異的発達障害と呼びます）と、心理学や教育の領域でいうLDとは定義に少しずれがありますが、ここでは教育上のLDの基準を使って特徴を示します。

読みのＬＤ（医学では特異的読字障害に相当）

　ほかの分野の発達に比べて読む力が明らかに弱い場合で、年齢に比べて２標準偏差の差があるものをいいます。この点は、以下の書きのLDや計算のLDにおいても同様です。

書きのＬＤ（医学では特異的書字障害に相当）

　書きの習得が遅れます。書字を憶えるのに時間がかかる、きれいに書けない、字が整わない、文字の間違いや脱落が多いなどの特徴があります。書くことが苦手だと勉強嫌いや宿題嫌い・自信喪失に繋がり、中学以降では英単語を覚えるのに苦労し、学力不振、ひいては不登校を起こす例も見られます。LDについて周りが理解を示し、無理のない形の学習や、紙に書くよりも、パソコンで漢字を学習する、電子辞書を使うなどの方法でLDに対処している子どもも見られます。LD自体が特別支援教育の対象になることをよく知っ

ておくべきでしょう。

計算のＬＤ（医学では算数能力の特異的障害に相当）
　算数能力が、期待される知能水準に比べて低く、算数学習の困難があります。

言葉のＬＤ（医学では会話および言語の特異的発達障害に相当）
　言葉には、発音・言葉を話す・相手の言葉を理解するという３つの要素があり、それぞれに対応した構音障害・表出性言語障害・受容性言語障害があります。

ＬＤの子どもの幼児期の状態

　LDでは、幼児期にすでにその徴候が見られ、以下のような形をとります。
　　・絵を描かない、ぬり絵をしたがらない、エンピツを持とうとしない。
　　・上手に描けない、何を描いたのかわかりづらい。
　　・親に描いてもらいたがる。
　　・字を読んだり書いたりすることを嫌う。
　　・箸の使い方や折り紙など、手先の動作が苦手である。
　　・発音が不明瞭。舌や口の動きが悪い。

　幼児期の子どもたちは、うまく描けることがうれしくて毎日のように絵を描いて上達していきますが、LDを持つ子どもではエンピツを持つこと自体を嫌がり、それだけ練習の機会も少なくなります。このようなとき、親が描いてみせる（絵を見るのが好きな子どもが多い）、親子で交互に描いて遊ぶ、お絵かき用のマジックボードをつかう、簡単な形やイラストの描き方を教えるなどの工夫が役にたつ例がよく見られます。上手にほめながら練習を重ねることで余暇活動につながり、絵を好んで描くようになった例を本書の中のイラストでいくつも示しました。

支援はどのように？

　近年、市町村によっては、学校内にLD・ADHDのための通級指導教室をもつところがでてきました。その子どものLD特性に合わせて指導していくことが原則であり、ＬＤをよく知る教師のもとでの指導が望まれますが、指導教室も指導教師の数も地域差が大きいのが現状です。

　発達障害を持つ子どもの家族の中に、「自分も学校時代に読み書きができなかった。自分は頭がわるくてダメな人間だと思っていた。仕事についてからも苦労した」と述べる人があり、LDを持つことを知らずに育つことの不利益や苦労を表しています。

図2-3 小学1年（男児）のひらがな（「みかん」の書字。鏡文字がある）と小学4年時の漢字「健康」

図2-4 小学2年（女児）の漢字

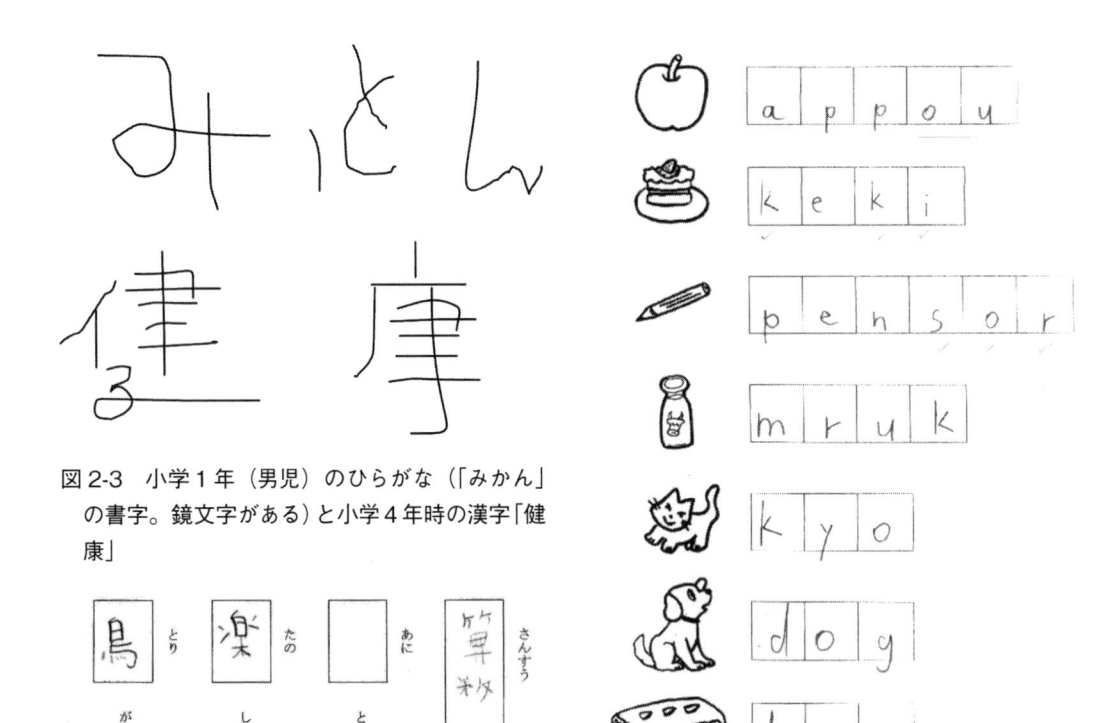

図2-5 中学2年男子の英単語（英語塾を利用中）

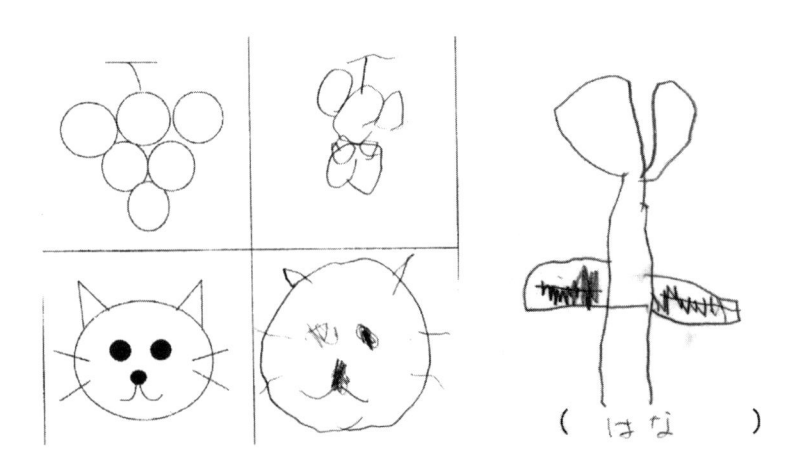

図2-6 6歳男児（保育園年長クラス）の模写。絵が苦手だったが、小学3年ではキャラクターの絵を好んで描くようになった。現在も、書字のLDがある。

Q6 ADHDの合併と診断されました。ADHDとは何ですか？

　ADHDは、「注意欠如・多動性障害※」（Attention-Deficit/Hyperactivity Disorder）の頭文字をつなげたものです（米国精神医学会の分類）。一方、「多動性障害」の呼び方もあります（WHOの分類）。（※2008年の精神神経学用語集の改訂によって、従来の「注意欠陥／多動性障害」の用語が「注意欠如・多動性障害」に変更された）

　ADHDは、以下のように不注意、多動、衝動性、の3つの行動特徴の存在によって診断します。ADHDも自閉症と同様に、脳の働きの特徴（認知特性）に由来する発達の偏りと考えられています。

1）不注意

　1つのことに集中することが苦手で些細な刺激に気が散ったり、全体に程よく注意を向けることが苦手です。ADHDの「不注意」とは、全体と目の前の対象とに「程よく」注意を振り分けることの苦手さにあたります。ほかに、作業のとりまとめが苦手・集中力を要する課題（宿題）を嫌う・物なくし・忘れやすいなどがあります。

2）多動（過活動）

　席を立って歩き回ったり、部屋から出て行ってしまったり、棚や机の上など高いところに登りたがる行動です。着席はしているが身体のあちこちが動いている（隣や後ろを向く、手遊び、体をしょっちゅう揺らしたりイスをガタガタさせる）場合も含まれます。小学校に入り学年が進むと、動き回りが減り、「何となくせわしない、落ち着きがない」というふうになります。

3）衝動性

　考えるよりも先に手や足が出てしまう、という特徴です。よく考えずにすぐに反応してしまうために、失敗したり、場にそぐわない行動になって叱られたりします。たとえば、順番を待てない、聞かれる前に答えてしまう、許可や指示の前に触ってしまう、といった行動が含まれます。テンションが高くなりすぎて大騒ぎになるのも衝動性の高さの表れの場合があります。

　ADHDは、3つのタイプに分けられます。不注意症状が主にみられる「不注意優勢型」、多動と衝動性が主にみられる「多動性・衝動性優勢型」、両方の特徴を有している「混合型」の3つです。

自閉症の支援不足による多動とADHDによる多動

1）自閉症に対する支援不足があるとき

　自閉症の支援不足のため、あたかもADHDの行動特徴のように見えることがあります。たとえば、①先生の話を聞く場面で状況の意味や話の内容がわからずほかのことをしてしまう場合は、ADHDの多動症状のように見えます。②初めての活動場面で先の見通しが立たず（想像力の特徴への支援不足）、先生の説明も理解できず（コミュニケーション特徴への支援不足）、不安のためにウロウロしたりキョロキョロしたりする場合は、ADHDの多動や不注意症状に見えます。③滑り台で順に並ぶというルールがわからず（社会性、想像力の特徴への支援不足）、列に割り込んで滑ってしまうという場合は、ADHDの衝動性があるように見えます。

2）自閉症とADHDが合併している

　自閉症への支援が十分なされていても、多動や不注意、衝動性が明確に存在すれば、両者が合併していると考えるのが適切です。

　たとえば、①座って先生の話を聞くべきときに、絵本やおもちゃ、何かが目につくと、キョロキョロしたり席を立ってしまう。②道具箱にはさみを取りに行った際に隣に置かれた金魚鉢の金魚に見入ってしまって何をしていたか忘れてしまう（不注意症状）。③宿題を出さなくてはいけないと思っていながら何日も続けて出しそびれる（不注意症状）、などの場合です。

　このような例では、自閉症とADHDが合併していると考えて、両者への支援（指導の組み立てや薬物治療を含めて）を考えるやり方が現実的です。

　なお、自閉症の脳の働き方の1つとして注意の向け方の特徴があると報告されています。全体より部分に注目しやすい、ほかの人にとっては重要でない部分に注意が向きやすい、その注意を別のものにシフトすることが困難である、といった特徴です（自閉症のユニークな物事のとらえ方、細部へのこだわり、切り替えの困難、などと関連します）。これらは、ADHDの場合にも当てはまります（些細な刺激に注意が向いて元の活動を忘れてしまう、1つのことに集中しすぎてほかが目に入らない、など）。現段階では、両方にみられるこれら注意の特徴が共通のものなのかどうかはまだわかっていません。

ほかの要因によるADHD様の症状

　ADHDではなく、ほかの要因によってADHDのように見える場合があります。身体疾患（貧血、橋本病[※]、その他の慢性の病気）や、家庭環境（経済的困窮、両親の不仲や暴力、養

育者の交代、頻繁な転居)、不安やうつ病などの合併がある場合などです。(※甲状腺の慢性疾患の1つ。)

ADHDから素行障害※へ

(※この用語は、2008年の精神神経学用語集の改訂によって、従来の「行為障害」から「素行障害」へ変更された)

　幼児期に多動や落ち着かなさ・集中困難・衝動性などを持っていた子どもが、後年になって人の物を盗む・相手にケガをさせる・よその家に侵入する・動物に残酷なことをする・ケンカが激しいなどの年齢相応の規範から外れるような行動を繰り返すようになる場合、医学上は素行障害と呼び、それに対する十分な対処を迫られることになります。ADHDの一部の子どもは素行障害に発展することが知られています。ADHDがあるために叱責されたり周りから非難されることが多く、「悪い子」のイメージが定着し、元々の衝動性と相まってこのような行動に発展すると考えられます。そのような行動が明らかになれば家庭や学校だけでは対処できなくなり、児童相談所などの機関に相談したり、関係者間でケース会議を開いて対処法について共通理解をしたり、役割分担をして子どもの行動を望ましい方向に変えていく必要があります。学齢期の非行は、このような素行障害によるケースがあり、ADHDの子どもを指導する場合には、素行障害に発展させないように家庭や学校環境の安定を図り、医療面でも心理面でも子どもをサポートしていくといった視点が必要です。

〈参考文献〉
　　安原昭博著　『ADHD・LD・アスペルガー症候群かな？と思ったら…』　明石書店　2007年
　　サイモン・バロン・コーエン、ヘレン・ターガー・フラスバーグ、ドナルド・J・コーエン編著（田原俊司監訳）『心の理論——自閉症の視点から（上）』　八千代出版　1997年
　　シンシア・ウィッタム著（上林靖子・中田洋二郎他監訳）『読んで学べるADHDのペアレントトレーニング——むずかしい子にやさしい子育て』　明石書店　2002年
　　国立病院機構肥前精神医療センター情動行動障害センター編（大隈紘子・伊藤啓介監修）『肥前方式親訓練プログラム　AD/HDをもつ子どものお母さんの学習室』　二瓶社　2005年

第3章

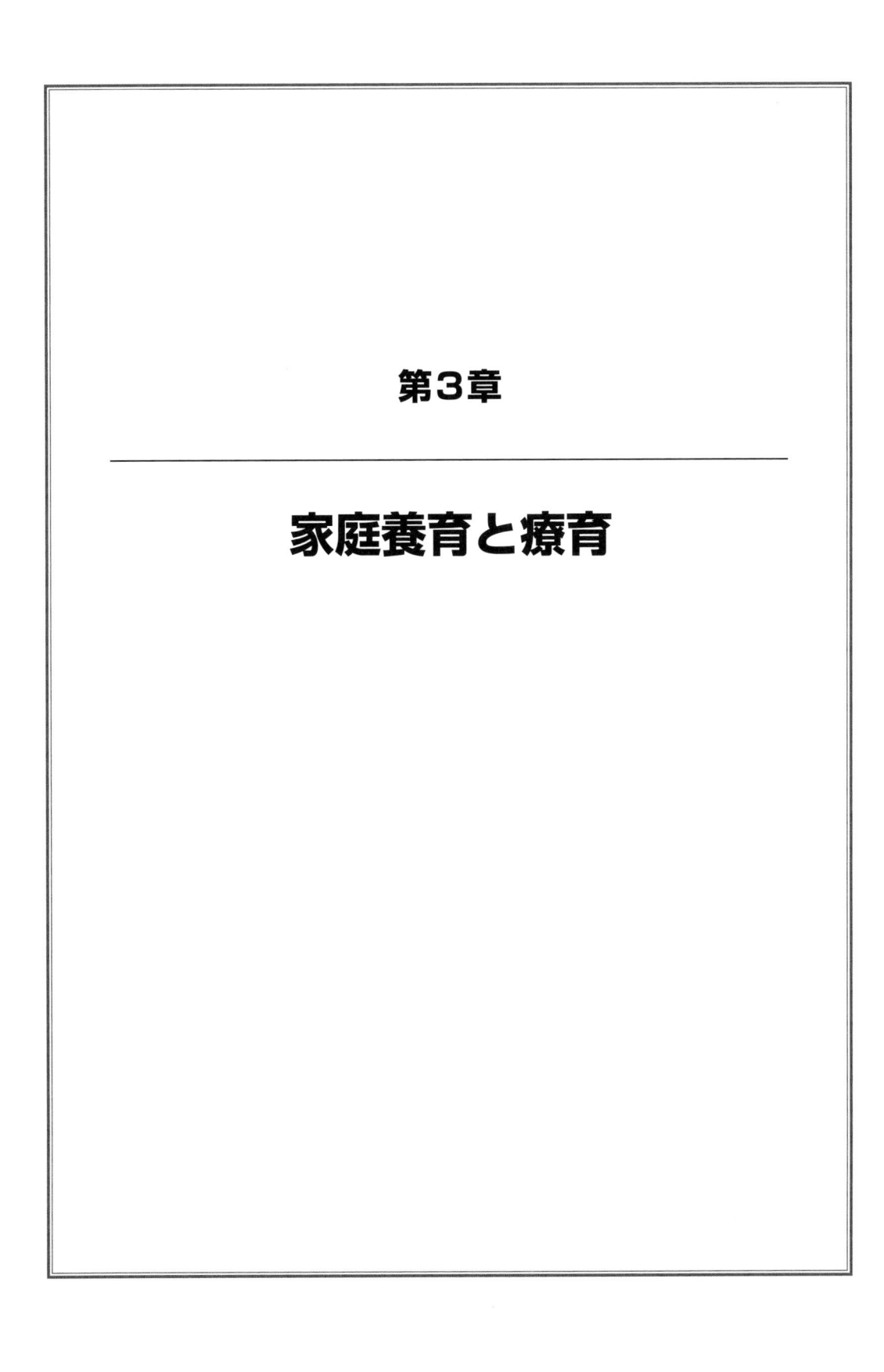

家庭養育と療育

Q1　家庭で指導していくうえで大事なことは何ですか？

　診断を受けたばかりの家族から出されることの多い質問です。自閉症の幼児期では発達の課題がたくさんあり、何が大事なのか、何から始めればよいのかわかりにくいのは当然です。毎日の家庭生活の中で心がける点は以下のようになります。

①子どもが安心できる環境であること。不安を起こす刺激を少なくする。
②わかりやすく学びやすい環境であること（環境の構造化）。
③子どもをよく知ること。子どものもつ特徴や発達段階について、主治医や相談担当者からの情報を得て把握する。
④一番困ること・改善したいことの優先順位をつけて、主治医や療育担当者に相談しながら解決していく。
⑤言葉のかけ方に注意。子どものレベルに合わせる。過剰にならないように。
⑥家庭内の協力関係、保育者や担任教師との協力関係を作ること。

①子どもが安心できる環境であること

　診断から間もない段階の自閉症の子どもは、周りで起きているいろいろなことが未だ理解できず不安をもちやすい状態です。毎日の日課や出来事、外出などで、不安な様子や泣きやすさがある場合は、無理がない生活の形を考えてみます。生活をできるだけ規則的に送り、日によって大きく変えないことが大事です。やむを得ず夕食が遅くなるといったときにも、遅れは最小限にして、いつもどおりに就寝できるようにします。祖父の入院で母が子どもにかまえなくなり、子どもが不安定になった例では、家族で話し合って母の仕事を減らし、不安定さも消失しました。叱りすぎも問題です。なぜ叱られたのかわからず、大人を怖がる心配があります。

②わかりやすく学びやすい環境であること

　たとえば、言葉で触ってはいけないと叱るより、危ないもの・触ってはいけないものはほかの部屋へ移動したり、子どもが手の届かないところに置いて、叱らずに済むような工夫が必要です。多動がある子どもでは、食事中に少しでも座っていられるように、食卓やその周りの刺激を取り除いたり、間食を避けるといった工夫が必要です。このような工夫を「環境の構造化」と呼びます。その詳細については第7章「療育の技法──構造化と視覚的支援」を参照してください。普通では当たり前であることでも、自閉症の子どもにとってはわかりにくく習得が困難であるため、そのような目線で室内を整えてみてください。

③子どもをよく知ること

数回の診察や相談で十分な情報を得ることはむずかしいことも多いのが現状ですが（時間が限られるため）、その後の養育や療育を考えるためにも、まずは親も主治医も子どもをよく知ることが大切です。当面している心配な行動がなぜ起こるのか、どのように対処すればよいかについて、親と主治医・相談の担当者が話し合い、最良の方法で対処していくことが望まれます。

④優先順位をつけて解決していく

睡眠、食事、排泄、言葉の心配などのうち、すぐには解決できない問題があります。たとえばトイレでの排泄は、怖がりやトイレ嫌いが強くて受け入れ困難だという場合、当面は気持ちよくオムツに排泄できることを目標においた方がよいこともよくあります。食事についても、偏食指導が早すぎてかえって悪化させる例（担任拒否や登園拒否など）もあり、子どもの状態を見て指導する必要があります。

⑤言葉のかけ方への注意

言葉が遅いという場合、言葉かけをふやすようにという指導を受ける場合がありますが、言葉を理解できない段階では効果があるとはいえません。むしろ言葉をもたない段階では、周りの大人たちの言葉をうるさく感じて耳塞ぎをする子どももあります。そのような段階では、言葉の刺激が過剰にならないように、一方的な言葉の押し付けにならないように、十分に注意したいものです。言葉以外のテレビや洗濯機などの生活音も、聴覚過敏を持つ子どもでは苦痛を感じることがあります。言葉の指導については、第5章「言葉の指導と遊びの指導」を参照してください。

⑥協力関係について

自閉症の養育は通常の子育てよりずっと難しく、根気が必要です。母親一人が抱え込むような場合は、母親の疲労困憊や、ひいてはうつ病を引き起こすこともあります。そうならないために、家族内で良い協力関係があること、または、家庭外に相談相手やいろいろな立場の協力者がいることが望まれます（第1章のコラム「親の気持ち——診断を受けてから現在まで」を参照してください）。親同士の交流や支え合いは、同じ悩みがわかるから何よりも力になったと述べる家族が多いものです。中でも、自閉症の子どもを育てた経験のあるメンター（よき助言者。相手の話を十分に聞くトレーニングを受けた者）に相談できることがベストですが、現実にはまだそのような協力者は得がたい状況です。担当保育士や学校の担任教師との関係もとても重要であり、互いに立場を尊重して、良好な関係をもつことが望まれます。

こんな事例 10

●家族内で協力して睡眠環境を改善した3歳男児●

　寝るのを促すと嫌がって走り回って騒ぐ男児では、家族の中でこの問題を話し合い、父母や姉兄を含めて家族全員が一斉に寝る態勢にしたところ、当初は寝ることを嫌がって泣き叫んだが、日を追うごとにあきらめて布団に入るようになり、泣かずに寝つくようになった。時間だからもう寝なくてはいけないという理解がまだできず、寝ること自体を嫌がったり拒否する段階であり、家族の協力による睡眠環境の改善が役にたち、寝つきと朝起きが改善した。

叱ってもよいのか？

　善悪がわからずに困った行動をしてしまったときに、いきなり叱られると何故叱られたのかわからないままに親や相手を恐れてしまいます。一番頼りになる親を恐れ、そのことで人への安心感が損なわれたり、相手を拒否するようになることが問題です。

　叱る際には、わかりやすく・何度も繰り返さない・危険なものは片付けるなどの原則に従います。多くの場合、自閉症の子どものいたずらや悪い行動は、まだ善悪の判断、つまり、して良いこといけないことの判断ができず、結果としてそのような行動になることが多いものです。そのために、いたずらを叱ってもまた繰り返す結果になります。自閉症の子どもでは、叱り方や教え方にも子どもに合わせた工夫や指導が必要です。

抱っこはいけないのか？

　自閉症では、親に対する愛着行動の発達が遅れることが普通です。通常であれば乳児期から発達する親への甘えや寄り付きが、自閉症の子どもでは幼児期の途中から遅れて始まり、その頃に抱っこやオンブを要求する子どもも少なくありません。遅れてでてきた親への愛着行動とみることができます。弟や妹が生まれたことをきっかけに甘えが始まったり、保育園への登園渋りをきっかけに甘えが始まることもあります。

　もう3歳だから抱っこやオンブはおかしいと言われがちですが、そうした時期では、ようやく甘えの感情が出てきたことを考慮して抱っこを一時期受け入れ、徐々に少なくしていくのが適切だと思います。自閉症であっても発達理論に沿って順次成長していくという側面を大事にするべきです。但し、一度気に入るとそればかりになるため、抱っこばかりにならないように、それを前提とした段階的な母子分離ももちろん必要です（第2章の事例4を参照してください）。

第3章　家庭養育と療育

Q2　どんな療育を受ければよいですか？

　療育とは、医学や心理学・福祉などの知識を総合して、障害を軽減したり、発達を促すための働きかけのことです。治療−教育（Heil - Pedagogik）というドイツ語に由来します。
　療育を受けることによって、子どもの成長が目に見えて変化していく場合もあり、一方では、重度の障害であるために療育を受けてもなかなか進歩しないという場合もありますが、いずれにしても、家庭や保育園などのほかに、子どもを専門的にみて指導してくれる場があることは、どの子どもにも望まれます。
　残念ながら療育の場が十分とはいえません。地域によっては保育園が唯一の療育の場という例もあり、そのような例では保育園の中で特性に合わせた個別指導を受けられるように関係機関に働きかける必要があります。
　療育の内容は機関によって、また、そこに所属する職種によってさまざまですが、多くの場合、自閉症の特性に合わせた支援法として、世界的に認められている構造化や視覚的支援を取り入れた指導を行います。
　近年では、支援という言葉がよく使われます。幼児期の指導も学齢期の教育も含めて、広い意味で子どもの成長を促すための働きかけを支援と呼ぶようになり、本書でもそれに従って、療育と支援の両方の用語を使います。

療育を行う施設（地域によって差があります）

・医療機関、相談機関、療育センター、発達支援センター（専門機関）
・地域療育の場や保育園で行うデイ・サービス（地域で行う療育）
・幼稚園や小学校の言葉の教室
・通園施設
・自閉症親子学級、ＮＰＯや大学または私立のことばの教室など

どんな療育があるか：TEACCHプログラムとABA

　自閉症の療育技法については海外でも日本でも多数の研究がなされてきました。その中で代表的な療育は米国のTEACCHプログラムとABA（応用行動分析）です。TEACCHプログラムは1960年代からノースカロライナ大学で開発され、州が行う生涯支援のプログラムとして、また、自閉症の特性を尊重した支援法として世界的に知られ、日本でも導入が進みました。
　ABAの基盤にある行動学習理論は、子どもが何かを学んでいくときの基本的な理論です。望ましい行動は褒め言葉や励まし（陽性の強化子）によって学習され、一方、望ましくな

い行動は、叱責や無視（陰性の強化子）によって消去されるという理論です。ABAの考え方は自閉症の指導を考える上でとても有意義です。TEACCHプログラムとABAについては第7章「療育の技法——構造化と視覚的支援」を参照してください。

生活地図をとおして見た療育の位置づけ

自閉症の子どもでは、保育園だけの生活よりも専門的な機関での療育を併用する、または、スイミングスクールを利用するというように、いろいろな場を利用して生活の力をつけるようにと心がける家族がよく見られます。言葉を通した学習は苦手でも、経験から学習することが得意な子どもが多いことを考えれば、いろいろな場の併用は意味があると思います。次は生活地図[1]の例です。

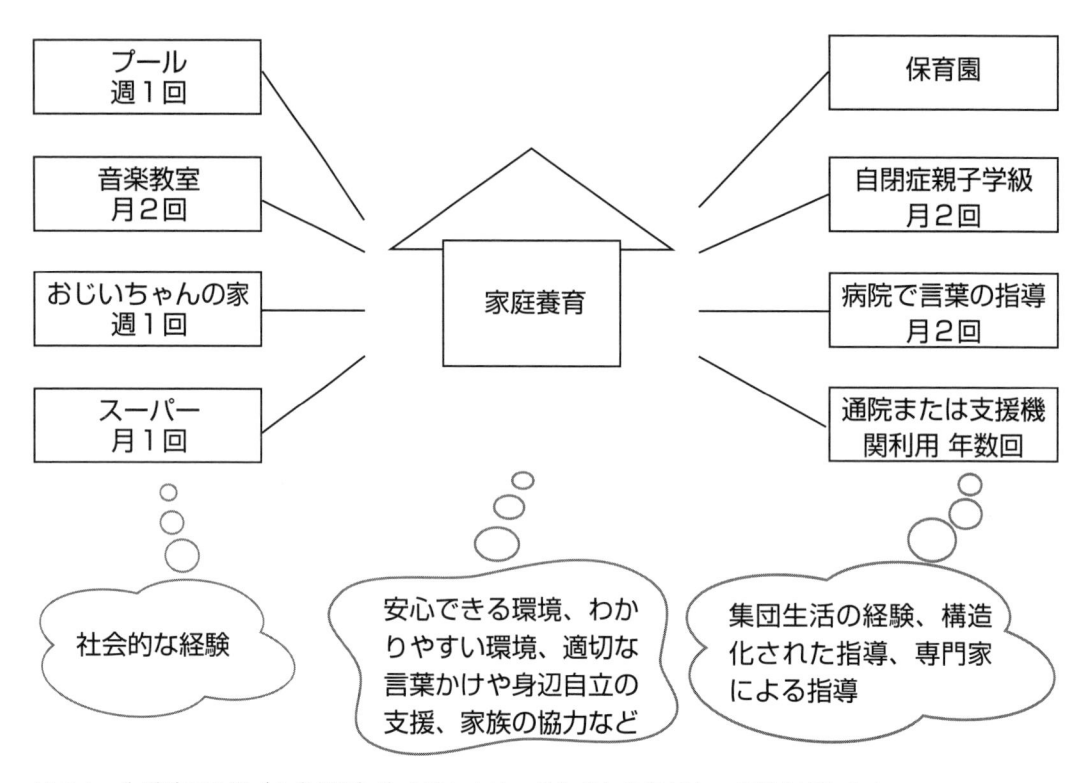

図 3-1　生活地図の例（5歳男児）吹き出し内は、それぞれの場がもつ役割を表します。

注1）生活地図は、子どもの生活の空間的な広がりや、子どもを取り巻くネットワーク・親の負担の状況などを見ることができ、支援を組み立てるのに役立ちます。（原出、『個別教育計画の理念と実践』安田生命事業団　1995年）

第3章　家庭養育と療育

Q3　朝の支度のときグズグズして進みません。

　朝起きは、自閉症の子どもでは苦手であることが多いものです。睡眠リズムの障害を持つことが多いために早く寝ることも早起きもどちらも苦手であり、それは朝の機嫌の悪さや目が覚めてもグズグズしている、1つずつ声をかけないと先へ進まない、そのために保育園や学校に遅れる、といったことが起こりがちです。

　周りと協調する力の弱さから、遅刻しないように早くしようという気付きになりにくく、また、親に言われたから早くしようという協調もしてくれないのが常です。これは、自閉症による非協調や周りの見えなさのほかに、実行機能の弱さがあることを示します。実行機能とは、ある行動を計画を立てて遂行する力であり、自閉症やADHDの子どもでは実行機能障害がよく見られます（39ページの「心の理論と実行機能障害」を参照してください）。

　朝の支度が進まない場合、子どもの代わりに親が1つずつ行動を促す結果になり、「親に言われてする」行動が習慣化します。

　そこで家族は、朝の手順書を作ったり、達成できたらシールを貼って励ますなどの工夫をしますが、子ども自身のモチベーションが弱いために1・2度ではなかなか成功しません。次の例では小学低学年から何度も繰り返し指導し、小学4年生になる現在、この方法が効果を発揮するようになりました。

　朝、機嫌を損ねずに支度ができたらシールを貼り、シールが週3つ以上のとき週末のほうびを貰う約束をして（トークン・エコノミー※）、朝の行動が随分改善しました（※第7章Q3を参照してください）。

　シールの種類も好きなキャラクター・金色シール・アロマシール・立体シールなど、家族はいろいろな工夫をしています。

タイマーの使用

　1つのことに熱中すると、次の行動への切り替えができず、「お風呂です」と促しても応じない、または怒り出す例がよくあります。ある家族はタイマーを使って次のような工夫をしました。

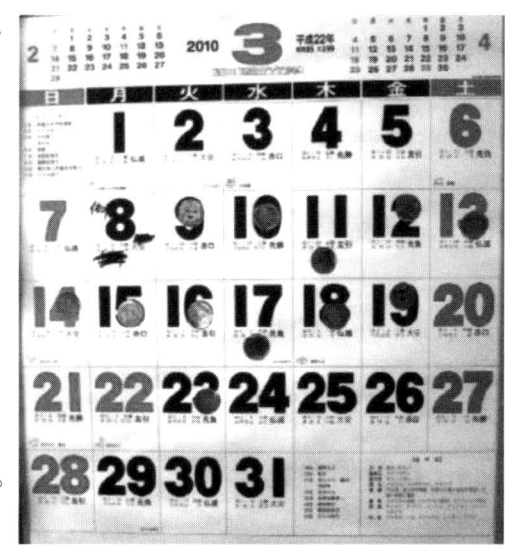

図3-2　「朝のしたく」のごほうびシール

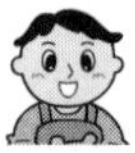

こんな事例 11

●ゲームの攻防——自分でタイマーをセットする男児●

「お風呂の時間だよ」と言ってもゲームを止めないAくん（小学5年）。「いやだ。まだゲーム（する）」。母が「あと何分？」と聞くと、「10（分）」とAくん。「わかった。10だね。タイマー付けてください」と言われて自分でタイマーをセットした。タイマーが鳴ると自分でゲームを止めて脱衣場に行き、洋服を脱ぎ始めた。

このようなやり取りで時間管理ができるようになりました。タイムタイマーという商品もあり、残り時間の減る様子が視覚的にわかりやすく、家族がよく使用しています。

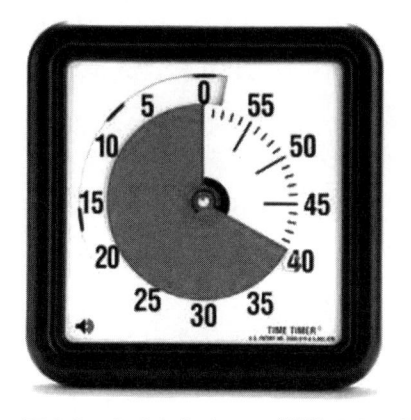

図3-3　タイムタイマー（税込6,615円）

販売：（株）アクセスインターナショナル
http://www.accessint.ne.jp/

第3章　家庭養育と療育

Q4　ほかの家族の理解と協力がえられません。

　毎日子どもを見ている母親は、子どもが自分になつかないことや育てにくさを痛感し、診断を受ける前から発達障害を漠然と感じるようになることが多いものです。診断を受けることでそれまでの疑念が晴れ、やはりそうだった、自分のせいではなかったのだと自責感から開放されたと述べる人も少なくありません。それに比べて、家族との接触時間が少ない父親や祖父母の立場からは、発達の遅れや偏りは育児の不十分さのせいではないかと感じられ、発達障害の1つのタイプだといわれても納得できないという例がよく見られます。特に、言葉が少しは出ている子どもや、遅れの程度が軽度である場合は、発達障害の枠に入れるよりも、個人差や個性ではないかと考えられがちです。母親一人が発達障害について理解しても、ほかの家族はそれを受け入れず、家族間で齟齬が生じる結果になります。そのようなとき、子どもの受診に一緒に付き添ってもらうことで家族の理解が進むことがあります。一方、発達障害を直視できず、そのことで家庭内不和を生じる例もあり、家族内の共通理解や協力は大きな問題だと思います。

こんな事例　12

●受診によって祖父の理解が進んだ例　（母の側から）●

　診断を受けて家族全員が理解するまで、私の立場は四面楚歌でした。長女の偏食が強いのは母親のしつけが甘すぎるからだと言われ、夜、寝つきがわるいのは昼間にちゃんと遊ばせないからだ、言葉をかけても指示に従わないのは母親がしっかり言葉かけをしないからだと、すべて母親の私が祖父から責められました。健診で発達障害を指摘されたと伝えたときも、それを言い訳にしていると耳を貸しませんでした。祖父が態度を変えたのは、医療機関での診断と県の情報誌の2つの方法で自閉症を理解するようになったからです。医師に自閉症で中度の知的障害の合併があると診断され、さらに、子どもが持っている特徴は県の情報誌に書いてある自閉症の特徴とまったく同じであることを読んで、祖父は子どもの現状を理解しました。そして「トイレに便をしたがらないのもそのためか？」「危ないのが未だわからないのもそのためなのか？」と私に質問し、覚えるのに通常よりも時間がかかることを話すと納得してくれました。「どうもそうじゃないかと思っていた」と言われたときは、孫の様子を心配していたのだとわかって肩の力が一気に抜けた感じでした。今は何でも話せるようになり、気苦労を分かちあっている感じです。

こんな事例 13

●診断を受けて自分自身の不安定さが軽減したという母親●

　夜泣きをされると近所から虐待を疑われるのではと気になった。自分の育て方が悪いのだろうかと自信を失い、自分を責める気持ちが強く、不安定だった。自分が考えていた子育てのイメージと全然合わないし、子どもが可愛いという気持ちが湧かないことに愕然とする気持ちで、それを誰にも言えず、それを言うのも怖かったので、自分の心の中でいつもジレンマを抱えて過ごしてきた。

　診断を受けるのは怖かったが、自閉症だから睡眠障害や愛着行動が遅れたのだと言われて、自分のせいではなかった、母親が悪かったのではないのだとわかって安心したが、その一方で自閉症の親としてやっていけるのだろうか？　自分は何をしなければいけないのか？　どんな親であればいいのだろう？　と新たな疑問がどっと湧いてきて、思わず涙がこぼれてしまった。その後に言われたことは余り覚えていないのが正直なところで、家に帰ったあとでは、もっとしっかり聞いておけば良かったと反省した。

　家族はこんな痛切な気持ちを抱えて受診するのだということ、十分に心して受け止める必要があることを母親たちは教えてくれます。

お手伝い（家事への参加）の意味

　かつて当地では、「お手伝い学習会」という勉強グループがあり、特別支援学級教師が主宰し、家族と一緒に家庭での手伝い（洗濯物をたたむ・お茶を入れる等々）について共同学習をしていました。家事（お手伝い）ができることは、家族の一員として何かができることであり、自尊心と役割意識を高めることに繋がります。家庭生活が、自分のしたいことや親にしてもらうことだけに終わらないように、早い時期から、テーブルのセット・茶碗運び・茶碗洗い・フロ掃除・掃除機をかける・洗濯物をたたむ・ゴミ出しなどの指導を取り入れることが望まれます。

　成人期に入って、就業ができないという場合、家事に参加して報酬をもらうことも社会生活への参加の一形態であり、家事参加は、児童・成人期を通して大事な課題の1つだと考えます（49ページの事例9を参照してください）。

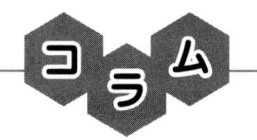

コラム　家族から支援者への発信

　家族は、わが子の理解と支援のためにいろいろな工夫をします。勉強会に参加し、本を読み、ほかの家族の支援についても聞き、その中から自分で納得のできる支援法を考えて取り組んでいます。このノンタンだよりもそのような工夫の1つです。在籍する幼稚園の先生たちに、こんなことがありましたとご報告し、それを通して自閉症の特性についても理解してもらうことが目的でしたが、同時に入学予定の学校にも届けて顔見知りになってもらい、おかげで入学がスムーズにいきました。

ノンタンを見守ってくださる皆様へ

ノンタンだより

21年度　第8号

　いよいよ肌寒くなってきました。今月で「ノンタンだより」も第8号となりました。このたよりを通して、1人でも多くの方が、ノンタンの特性を理解していただければありがたく思います。

　これまでいろいろな出来事がありましたが、苦手さを勇気に変え、たくさんの経験を積むことができるようになってきました。最近は、皆様の温かいご支援のおかげで落ち着いて過ごす事ができています。

　実は、ノンタンの特性は、「慣れ」で苦手さが消える事はありません。生涯、「苦手さ」にどう対処するかの繰り返しです。

　皆様のご支援があってこその現状です。今後もその特性をご理解いただきますように宜しくお願い申し上げます。

最近になって……
　恐怖心が出てきたようです！
・今まで遊んでいた遊具を怖がるようになりました。
・苦手な風船は、一時期「風船大好き！」となっていたのですが、最近、何故かまた怖がるようになりました。怖がり方も強くなり、近寄ることもできなくなっています。
・感覚的な問題が強くなり、嗅覚もとても敏感になってきました。特定の店の臭いを嫌がり走ったり、跳んだりして自分で調整しています。
・よく転んだり、物にぶつかる事が多くなりました。
　今までいい方向へ向かっていた事が、何らかの経験から突然元に戻ってしまうようです。

○感覚統合
　新たに、専門家の先生のもとで、感覚統合の療育を受ける事ができるようになりました。
　足に比べ、手の感覚が上手に使えず、とても不器用なところがあります。まずは、自分の体の部位を充分に理解し、使えるようになって欲しいと思っています。スイミングでもクロールの練習をしていますが、まだ手の感覚がよく伝わらず、ぎこちない動きをしています。

○チャイルドバザー
　幼稚園でチャイルドバザーがありました。お母さんたちが作ったおもちゃを、本物のお金でお買い物に行きます！　1個10円です。「どれにしようかなぁ〜」ぼくは8個のおもちゃを買いました。
　お財布からお金を出して「これください！」
　とても楽しい一日となりました。

○就学時健診
　いよいよ就学時健診の時期となりました。入学の期待を裏切らないようにと、学校側からも慎重に準備を進めてくださいました。前もって予行練習を計画し、事前に当日の流れを説明していただいた事で、戸惑うことなく参加できました。
　1つだけ、「内科健診のときは、洋服を脱ぐよ」と知らせていなかったので受け入れる事ができず、事前の予告の大切さを改めて実感させられました。

〜ノンタンのつぶやき〜
「ぼくには、服を全部脱ぐなんて……そんなひどい事できないよ〜」
「皆はどうしてさっさと脱げるんだろう」「さっき嫌そうにしていた子も結局脱いでる？」
「ぼくだけ違うの？」「違うことはいけない事なの？　ぼくは悪い子なの？」

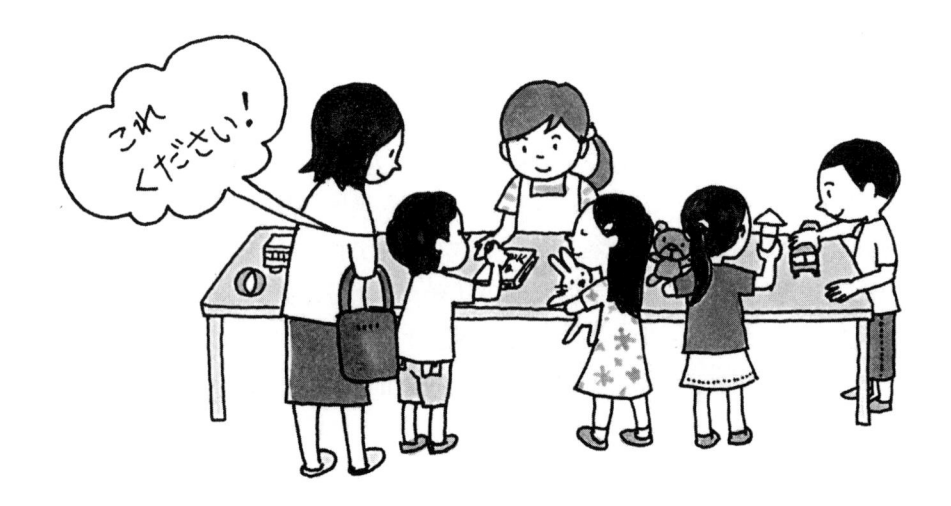

○ごほうびシール（ぼくのおしごと）
　ぼくは、お手伝いをしました。
　お皿洗い・お風呂掃除・花の水やり・ペットのお世話　などなど。
　お母さんが「がんばったね!」と言ってシールをくれました。

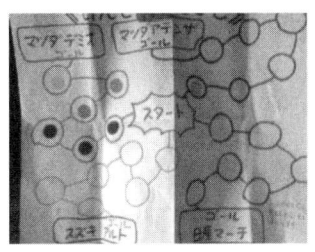

シールがたまったら

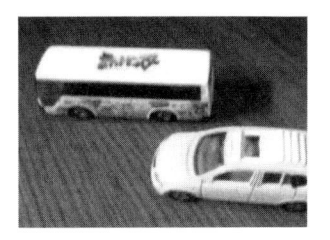

そしてついに…
ミニカーを GET できました！

お手伝いまたがんばります～！

○夢中です！
　最近、迷路の本を見るのが大好きで、3～4年生の迷路の本に挑戦中……。
　また、道路（北バイパスがお気に入り）や車種を覚えるのが得意です。
　ブロックで街を作り、ミニカーを走らせて遊ぶ時がとても楽しいようです。

冷たい風が吹くと「ママこれは木枯らしというんだよ～」と得意気なノンタン
だんだん寒くなっていきますが風邪をひかないようにがんばりましょう～

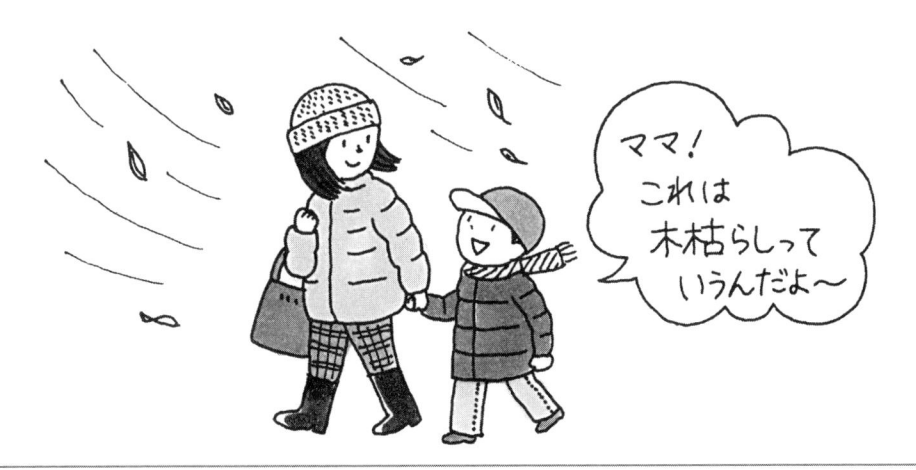

ママ！
これは
木枯らしって
いうんだよ～

第4章

食事・排泄・睡眠の指導

Q1　偏食が強く食べてくれません。

　食事の問題も1, 2歳代からしばしば問題になります。食事をめぐる問題が起こりやすい原因として次のことが考えられます。

- 味覚の過敏さがあり、ふつうおいしいはずの食べ物であっても極端な味に感じて受けつけない。味覚の幅がせまい。
- 初めての食物に対して抵抗が強く、受け入れない。
- 「おいしいよ。食べてごらん」といった親の励ましの言葉が通じない。（コミュニケーションの難しさ）
- 強制（食べさせられること）を受け入れない。
- 着席行動が身についていない。

　子どもによっては離乳のころに離乳食を増やそうとしても、口に入れることさえ拒否し、無理に入れると吐いてしまうといった拒否を起こします。そのようなタイプではいろいろと手を変えても効果がなく、母乳やミルクばかりに固執し、離乳がうまくいかない、断乳ができない状態になります。

　1歳6ヶ月健診で、母乳がやめられない・離乳食を受け付けないという家族が訴えるケースの中には、自閉症の子どもが含まれている可能性があります。離乳がうまくいかないことで母親として自信を失ったと述べる親もいるほどですが、排泄や睡眠の問題と同じように自閉症の特性にかかわる症状であり、育て方の問題ではありません。もし周囲の人たちから、母親のやり方が悪いのではないか？　と疑われている例があれば、自閉症の関連の本を読んでもらって特性をよく理解してもらいましょう。

　自閉症の子どもでは、このような特徴を持つことを前提に、＜食事の時間を規則的にする・屋外での遊びや身体を使った遊びが十分にできるように心がける・おやつの量を決まった量にする＞といった一般的な注意が定型発達の子ども以上に必要になります。

　食事の偏りが強い場合でも（たとえば、カレーライスしか受け付けない・白御飯しか食べない・乳製品だけを食べるなど）、それによって栄養障害を起こす例は幸いに見られません。子どもの特性に合わせて、気長に、根気よく食べ物のレパートリーが広がっていくように指導することが望まれます。

こんな事例 14

●給食指導のあと、担任拒否を起こした4歳男児●

　野菜嫌いの偏食を直す目的で、嫌いな野菜を食べてしまわないとデザートを食べられ

ないとAくんに説明したが、Aくんは野菜を食べながら泣き出した。翌日から担任を拒否し、隣の教室の保育士のところへ行くようになった。さらに、担任と同年代の親戚の叔母も拒否するようになり母を困惑させた。担任との関係が回復するまでに1年近くかかった。

　自閉症の子どもでは一度嫌な経験をするとそれがいつまでも記憶され、他の行動へ影響することがあります。
　偏食が強い子どもでも小学校に入り、食欲が活発になる年代では食事のレパートリーが広がり、むしろ食べ過ぎや肥満が問題になる例も出てきます。一方では、強い偏食が成人期にかけてもつづく例もあり、個人差が見られます。何が苦手であるのか（たとえば熱い食べ物が苦手・ネバネバした食べ物を嫌う等々）をよく観察し、その特性や年齢を見ながら指導するという態度が望まれます。
　『自閉症スペクトラム児との暮らし方——英国自閉症協会の実践ガイド』という本は、英国自閉症協会で親や教員、支援員の助言指導に携わる著者たちが、親の目線から書いたガイドブックであり、第11章では家族による実践が多数例あり、とても参考になります。次は、子どもの問題をよく理解して適切に対処した食事指導の例です。

「どうしたらお行儀よく食べられますか？」
　息子は自分の口とスプーンの距離を判断できないようです。また、妙なタイミングでスプーンをかみ、音を立てています。そこで、私は息子をひざの上に乗せ、食べる動作を教えることにしました。息子の手に私の手を添え、一緒にスプーンを握りました。息子は次第に私から食べる動作を学んでいきました。1週間ほどして、私は次第に添えている手の力を減らしていきました。現在では、私の手は息子の手の上をヘリコプターのようにホバリングしているだけで、息子はほとんど一人で一連の動作を行えるようになりました。人が食べているところを見て、食べる動作を学ぶ子もいます。声をかけるだけで自分の動作を直せる子もいます。しかし、息子の場合には、手を添えることがいちばんの解決方法でした。［マーチン・アイヴス，ネル・モンロ共著　寺田信一監訳　林恵津子訳『自閉症スペクトラム児との暮らし方 ——英国自閉症協会の実践ガイド』（田研出版　2008年）より］

　この例について著者たちは、「食物を口に運ぶ調整運動に問題があれば、運動の新しいパターンを子どもに教える必要があります」「子どもの食事を手伝うことは決していけないことではありません。ただし、前章で説明したシェイピング[1]とフェイディング[2]を忘れないでください」と解説しています。

こんな事例 15

●不登校と情緒不安定になり、ごはんのツブツブと緑の野菜が怖くなった小学1年男児●

2学期になり、学校で友だちのからかいやトイレの失敗などのつらいことが続いたあげく、不登校と家庭での情緒不安定が起こり、夜は眠れなくなった。家庭ではご飯のツブツブと緑の野菜が怖くなって食べられないという症状が起きた。元々、不安が起きやすいタイプだったが、不登校にともなう不安定さの中で視覚的な過敏さ（および味覚の過敏さ）が強くなったと思われた。学校環境の調整と並行して、少量の薬を服用し、3ヶ月経って登校できるようになり、食事の心配も半年後にほぼ回復した。

家庭や学校で子どもを不安定にする何らかの要因があるとき、食べられない・頻尿や夜尿が起きる・眠れないといった症状が起こることがあります。これらは言葉で表現できない自閉症の子どもではよく見られる問題です。この例では、元々の感覚過敏さが強くなってツブツブが怖い、濃い色の緑の野菜が怖くなるという症状が加わりました。子どもたちの表現のタイプはさまざまです。

注1）学んでほしい行動に目標をあてて、その行動を分解して段階的に強化する方法。
注2）望ましい行動を引き出すための補助の動作（お助けヒント）を少しずつ減らしていく方法。1）2）とも、応用行動分析で用いられる。

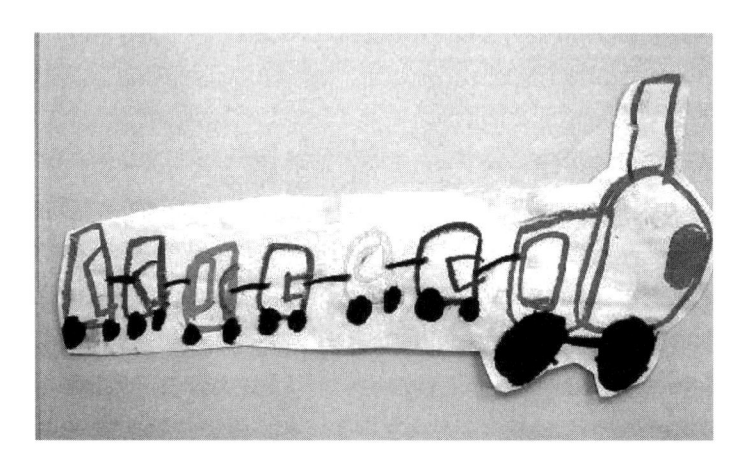

でんしゃの絵（まさはる作）

第4章　食事・排泄・睡眠の指導

Q2　4歳になるのに未だにトイレで排泄ができません。

　自閉症の子どもにとって、排泄のしつけは大事な問題です。排泄が生理的に大事であるだけでなく、排泄のしつけがうまくいかないことによって親も子どももストレス状態となることが多いからです。自閉症の子どもの多くは、2歳前後になって親がおまるやトイレでの排泄を教えようと思う頃になってもそれを受け入れず、いつまでもオムツが必要となる場合が多いものです。自閉症の子どもがトイレ排泄を嫌う、または拒否する原因は、以下のように複合的であるようです。

自閉症の子どもがトイレ排泄を嫌う要因

- せまくて臭いがするトイレ自体を嫌がっている。
- 排便の感覚そのものが生理的に受け入れられない：このタイプでは排便が起こりそうになると部屋の中を駆け回ったり、カーテンに隠れて何とか逃れようとしたり、ギリギリまで排泄を我慢しようとする。
- 何かにつけて怖がりが強く、怖いもの・嫌いなものを受け入れない。
- 「オシッコ（ウンチ）はトイレでしようね。おまるでしよう」という指示の言葉や、生活のルール自体を理解できない・励ましが通じない。
- 言葉かけに応じる気持ちがない。ほかの面でも応じない・協調できない。

　上のようないくつもの要因によってトイレのしつけは遅れることが多く、4、5歳以降になってようやくトイレ排泄ができたという例が少なくありません。知的に高機能の子どもであっても同様であり、排泄のときはわざわざオムツを持ってくる子どももありますが、トイレで排泄しなければならないことは理解できるために、何かの拍子にトイレでできるようになる例もよく見られます。

こんな事例　16

●5歳前にトイレ排泄を受け入れた高機能自閉症の男児●

　4歳から言葉が少しずつ増え、ひらがなの読みも始まった。保育園では好きなダンスや体操にも参加するようになり、家族は成長を喜んだが、トイレを嫌い、未だパンツに排便した。保育園の給食のあとで一度だけトイレ排泄ができたあと、受診の機会があった。診察を待つ間にトイレに行きたい様子があり、母が「トイレ行こうか？　かわいいトイレだよ」と促したところ、うなずいてトイレへ行き、初めて外出先でトイレ排便ができた。

その後は外出先のトイレを覗いて、入ったり入らなかったり使い分けるようになった。

こんな事例 17

●**怖がりが強いアスペルガー症候群の5歳女児**●

おとなしいタイプで周りを困らせることはなかったが、生理的なことの怖がりが強く、注射嫌い・強い偏食・新しいことへの不安とともに、トイレ排便ができないのが悩みだった。いろいろ工夫してトイレに促しても飛び出してしまい、強制すると泣き出した。幼稚園の年長になり、周りが小学校の話をするようになると、「小学生になったらトイレでウンチする。怖いけどがんばる」と言うようになり、年長の9月にトイレ排泄が始まった。「おしりがなくなるような気がした」「水を流すと吸い込まれそうで怖かった」と入学後に話してくれた。

こんな事例 18

●**トイレ指導の強制でトイレ恐怖と拒否を起こした3歳男児**●

4、5歳でできるようになると言われたが、母はそんなに待てないと感じてトイレに座るのを強制したが、泣き叫びが続き、トイレ排泄は成功しなかった。それに加えて、トイレの話だけで泣き叫び、トイレに行くことも拒否した。それまでできていたトイレ排尿ができなくなったため、やむなく風呂場で排尿させた。トイレ拒否が軽減消失するまで半年を要した。

トイレの指導は、このようにあくまでも子どもの様子をよく見ながらの指導が欠かせません。

指導法について

排泄自体が子どものストレスにならないように、まずは気持ちよく排泄ができればよいと考えること、子どもの様子をよく観察し、時期を見てトイレ排泄を促すこと、トイレが暗くて嫌な場所でないように、好きな絵や写真を貼ったり、興味がもてるようにする工夫も一般的ですが必要です。大部分の子どもは入学までにトイレ排泄ができるようになるため、焦らずに取り組んでください。そのためには、「トイレはいずれはできる問題であり、時間の問題だ」と覚悟し、気長に取り組む姿勢も大事であるようです。

73ページで紹介した『自閉症スペクトラム児との暮らし方——英国自閉症協会の実践ガイド』の本は、トイレ指導についても詳しく書かれていて参考になります。その中から、

第4章　食事・排泄・睡眠の指導

親がくじけそうになりながらも覚悟と熱意によっておまる排泄に導いた例を紹介します。

> ＜娘はおまるをわけもなく怖がります＞
>
> 　私はたっぷり30分間、娘を"おまる"の上に押さえつけました。彼女はオペラ歌手顔負けの高音で叫び続けました。この行為が娘のトラウマになるかもしれないと思うと、私はもう少しでくじけそうになりました。
>
> 　翌日、もう一度このプロセスを繰り返しました。娘の叫び声は20分しか続きませんでした。何日かが同じように過ぎていき、彼女の叫び声はどんどん短くなっていきました。ついには目をきつく閉じて小さな拳を握りしめ、静かにおまるに座れるようになりました。それからしばらくして、プラスチックのおまるはその邪悪な面を失い、娘のお気に入りの場所となりました。
>
> 　彼女の恐怖は克服されました。次の段階は、おまるに座って排泄することです。娘の大好きな清涼飲料水を大きなペットボトルで用意し、おなかがパンパンになるまで飲ませました。そして、娘をおまるに座らせ、私たち両親はそのときを待ちました。しかし、娘のおしっこは出ません。しかたがないので、部屋の中を歩かせ、10分おきにおまるに座らせました。また、娘が床をぬらし始めると、すぐにおまるに座らせました。つまり、おしっこがすべて出てしまわないうちに、即座におまるへ連れていったのです。2時間後、私はちょうどタイミングをつかみ、娘のおしっこをすべておまるの中に収めることができました。
>
> 　成功のごほうびに、私は娘の大好きな果物を口の中に入れました。家中の皆が居間に集まって娘のがんばりをたたえ、成功を祝ってくれました。［マーチン・アイヴス，ネル・モンロ共著　寺田信一監訳　林恵津子訳『自閉症スペクトラム児との暮らし方──英国自閉症協会の実践ガイド』（田研出版　2008年）より］

＜著者たちの解説＞

　「この例が成功した理由はフラッディング法[3]と親の忍耐です。魅力的な強化子と褒め言葉も大切な要素でした」と解説されています。

　この例に倣って自分の子どもにおまる排泄やトイレ排泄を実践するかどうかは、子どもの年齢、発達段階、怖がりの程度、親子の関係、家の構造（日本の住宅事情の中では、近所が近すぎて泣かせることができないと述べる親も多いものです）、家族内の協力関係などによって違いがあります。家族の中で、または主治医や相談担当者と相談のうえで、排泄指導の見通しを立ててみられることをお勧めします。

　注3）恐怖や不安の原因となる場面に直面させて、実際には怖くないことを理解させる行動療法の技法の1つ。

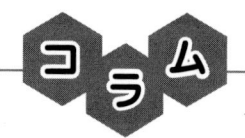

コラム DVD「トイレでうんち！」の力を借りた わが家のトイレット・トレーニング

　わが家のタロウは小学2年生、自閉症があり支援学級に通っています。幼児期からずっと言葉の遅れ・一人遊び・こだわり・怖がりなどに加え、トイレ排泄ができないことが悩みの1つでした。年長になると、自分でもトイレでできないことを気にしている様子が母親の目にもよくわかりました。ウンチをしたくなると部屋の隅やカーテンに隠れて排便し、出た後で母のところへ来る毎日でした。

　「しつけハウツー！※」のビデオを2歳ころから見ていたので、しつけハウツー①にでてくる＜トイレでうんち！＞も時々見せるようにし、本人もじっと見ていました。

　それでも「トイレに行こう」と促すと「好かん」と言って拒否しました。会話のやり取りは少しだけですが、あるとき「どうして好かんと？」と聞いたとき、「怖い」と言いました。やむなく未だムリなのかと考えて、パンツ排便の後でシャワーでお尻をきれいにするという指導を続けました。

　2年生になった5月、音楽教室の途中で、5分前にオシッコをしたばかりなのに「おしっこ」と言ったので、ウンチでは？　と思って座らせたところ、初めてトイレ排便に成功し、しっかり褒めました。

　それからもDVDを親子一緒にたびたび観ました。トイレに行きたくなったアイちゃんを、CGのかわいいキャラクターがトイレに案内し→"トントンとノックしてね"→"パンツとズボンを下までおろして座るんだ"→……と順に励まします。

　音楽教室で1回できてから4ヶ月後、自宅・祖母宅・療育センター・かかりつけクリニックと各1回ずつ成功しましたが、それでもよほどタイミングが合わないと「好かん」と拒否が続きました。

　こんな悩みを相談した地域療育ではトイレに座る練習を始めてもらいました。最初は先生が座った後でちょっとだけ座る→1から10まで数える間座る→タイマーつきで30秒座る→1分……と座る時間が増えました。

　先月のこと、療育の遊びタイムの途中で「ウンチ」と先生に知らせ、初めて自分から知らせて排便することができました。その後も抵抗はあるものの少しずつ成功が増えています。

　何かにつけて怖がりで、1つを習得するのにほかの子よりずっと時間がかかりますが、それだけに達成感も大きいです。これからもいろいろなことを1つずつ身につけて欲しいと思います。（※DVD「しつけハウツー！」シリーズ〈星みつる式〉はネットで購入できますが、現在リニューアルに伴い製造中止と案内がでています）

第4章　食事・排泄・睡眠の指導

Q3　寝つきがわるく睡眠がうまくとれません。

　自閉症の子どもには睡眠の問題がよく見られます。その背景には次のような要因があります。

　1つは、睡眠リズムの形成そのものの難しさです。赤ちゃんの頃から、なかなか寝つけなかった、少しの物音ですぐに目を覚まして泣くので一晩中抱っこして揺らし続けた、などのエピソードがしばしば語られます。自閉症では、定型発達の人とは情報処理の仕方が異なると考えられますが、狭い意味の情報処理のみではなく、感覚の受け取り方や筋肉の動かし方、呼吸や飲み込みの動作にもぎこちなさを伴う場合があることがわかっています。記憶や情動の働きにもユニークさが見られます。これらをつかさどる部位（脳幹部、間脳部など）は、睡眠をつかさどる部位とも共通しています。もともとの睡眠リズム形成の難しさはこのことに関係しているかもしれません。

　ほかにも、聴覚や皮膚感覚の過敏さや変化への過敏さがあり、それが入眠を妨げ、または目を覚ましやすくなるという場合もあるでしょう。身体の内部感覚への過敏さがあるとすれば、便秘や姿勢にも影響を受けるかもしれません。「いつもどおり」へのこだわりのために、父親の帰宅が遅いと、それが気になって寝付けないという場合もあります。

　寝つき不良や夜間の覚醒の問題がある子どもでは、まずは、睡眠環境を整えることが大事になります。たとえば以下のようなものがあります。

・一定の時間に就寝させる。決まった時刻に電気を消して布団に入る習慣をつける
・静かで眠りやすい環境にする、室温の調整
・日中の活動を十分にさせる、寝る前の時間に神経が高ぶるような遊びをしたり過激なテレビやビデオを見ない

　これらは、一見簡単なようですが、実行するとなると難しいものです。小さいきょうだいがいると外遊び自体が困難になり、一定の時刻に布団に入れても、ちょうど父親が帰ってきてまた起きてしまう、という話もよく聞きます。無理をしないで、まずはできることから始めましょう。母親の家事を朝に回したり、寝る前にテレビやゲームをさせない、寝る前の行動をパターンにする（歯磨き→トイレ→布団に入る→絵本を2冊読み聞かせ→電気を消してトントンしながら寝かせる）などが役にたつかもしれません。

　寝付けない背景にこだわりや過敏さがある場合も、枕の周りに決まった人形を並べる・寝る位置が決まっている程度のこだわりであれば、それによって安心して眠れる、というメリットを優先した方がよいでしょう。感覚過敏があって、音がうるさい・電気の光が眩しいという場合は、その辛さが減るような工夫、たとえば、家族も一緒に布団に入る・部屋を暗くして視覚的な刺激を減らす、などが考えられます。

79

以上のような工夫をしてもうまくいかない場合があり、本人が寝不足で朝から不機嫌だったり、ほかの家族まで睡眠不足になって心身の不調をきたしたり、感情的に子どもを叱ってしまうといった悪循環を生じるようなら、医師に相談して薬の服用を考えてみましょう。薬に対して、「薬に頼るのはよくない」「一度薬に頼ると、一生薬がないと眠れなくなる」などの心配を口にされる家族もあります。しかし、上に見たように睡眠障害は、脳の生物学的な特性の表れの1つと考えられますので、生物学的に工夫する（薬を使う）ことは理屈に合った方法だと思います（但し、原因に働きかける治療でなく、睡眠リズムに対する対症療法です）。ずっと飲み続けるというのも誤りです。一旦睡眠リズムができると、薬がなくてもそのリズムが継続する場合も多く、その場合は薬を中止できます。一方、何かをきっかけに睡眠障害が再燃することもあります。その場合も環境を再度整え、必要に応じて薬を使うことが適切と考えられます。

こんな事例 19

●薬の服用で寝つきがようやく改善した5歳女児●

　寝つきに1時間以上かかり、結局寝るのは深夜を過ぎる状態だった。早い時間に布団に寝かせようとしても、すぐに布団から飛び出し、部屋の中を飛び跳ね、無理に連れ戻そうとすると奇声を上げて逃げだした。朝も、幼稚園に行くために母が起こすと不機嫌で、癇しゃくを起こして母や弟に噛み付いた。不機嫌は1時間以上続き、家族全員がそれに振り回された。

　これまでの睡眠環境を整える方法は、いずれもうまくいかなかったため、少量の抗精神病薬を服用させたところ、幾分眠りやすくなり、朝の不機嫌が軽減した。

　一方、家族内で協力して寝つきの悪さを改善した例は第3章事例10として紹介しました。

〈参考文献〉
　マーチン・アイヴス、ネル・モンロ共著（寺田信一監訳、林恵津子訳）『自閉症スペクトラム児との暮らし
　　方——英国自閉症協会の実践ガイド』　田研出版　2008年

第5章

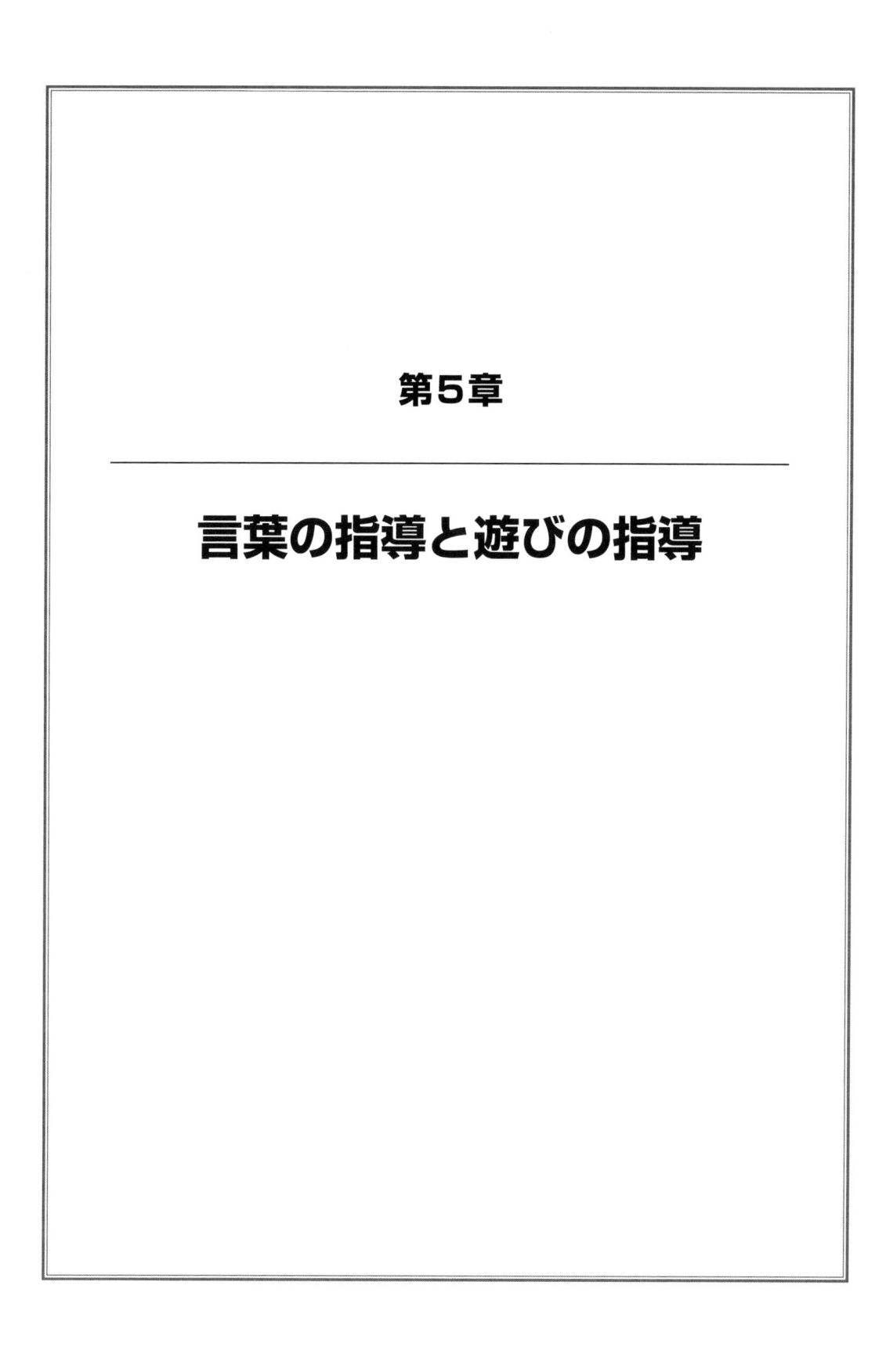

言葉の指導と遊びの指導

Q1 まだ言葉を話しません。言葉の理解もできないようです。

　言葉とコミュニケーションの障害は、自閉症の基本症状の1つであり、初診のときの主訴で最も多いのは、「反応の乏しさ」と「言葉の遅れ」です。その表れ方は、言葉がでない・少し話せるが質問に答えない・言葉は話せるが自分の要求や気持ちを上手に言えないといったふうに、一人ひとり差があります。

　また、言葉を話すかどうかだけでなく、言葉の理解の面と、コミュニケーションの力（相手と意思疎通をはかること）を含めて特徴をとらえる必要があります。

　少し難しいですが、言葉を指導していくうえでは次の基本の理解が欠かせません。

言葉の3つの要素

① 話し言葉の理解（＝受容性のコミュニケーション）

　自閉症では言葉を少し話しても、相手が話しかける言葉の理解ができない場合がよく見られます。言葉の理解は「受容性のコミュニケーション」にあたります。

　成人や高齢者に脳梗塞や脳出血が起こって言語障害の後遺症が起こると失語症と呼びますが、失語症には大まかに分けると運動性の失語・受容性の失語・全失語があります。受容性の失語（感覚性失語ともよびます）では、相手の言葉を理解できないという特徴が見られ、また、言葉が出てこなかったり、言い間違えも起こります。

　自閉症の子どもでは言葉を話すのが遅れるのに加えて、言葉の理解の障害があり、ある研究者は自閉症の言葉は、先天的失語症にあたると指摘しました。自閉症の子どもの言葉について理解するうえでこれは参考になりますが、自閉症の子どもが言葉の理解の障害を持つことについては、家族や教師に理解されにくいものです。言葉には表現だけでなく、理解の面もあることは外国語の学習と同じなのですが……。たとえば、英語を学習するとき、"I go to school."と単語を繋いで話すようになっても、相手が話す英語の文章が聞き取れない・理解できない・したがって答えられないことはよく起こります。次の例は言葉の理解の難しさを示しています。

こんな事例 20

●**言葉の理解の難しさが家族にわからなかった4歳男児**●

　この男児は4歳のとき、単語や文を少し話したが、指導場面では質問の理解の困難さが明らかだった。

　これは何ですか？　→　"こうちゃ"（ジュースだが間違える）

この人はだれ？　→"おさら"（目の前の皿を言う）
この人はだれ？（言語指導者が自分の鼻を指さす）→"おはな"
どっちがいい？　→(おやつを２つ用意)"どっちどっち"

　母親は「この子は言葉がわかる」と述べ、理解の障害があるとは信じられないと述べた。「パパはどこに行った？」と聞けば「会社」と答え、言葉が通じないと感じたことはないという。その後、子どもが10歳になったとき、母が「やはり言葉が通じない」と述べた。父が家にいる日も、「パパはどこ？」と聞くと機械的に「会社」と答えると言う。

　言葉の理解の障害は、ほかにも次のような形で表れます。
　・質問に対してオウム返しをする（オナマエは？　→「オナマエは？」）。
　・質問に対して答えない。反応しない。
　・わかりにくい質問に対してすぐに「わからない」「わすれた」という。
　・質問に対する答えがずれる。関係のないことをしゃべる。

　高機能自閉症やアスペルガー症候群でも、少し複雑な質問の意味がわかりにくく、相手の質問に対して「それは○○のことですか？」と聞き直したり、一度に複数のことを言われると理解できないという問題がよく起こります。それは、「会話やコミュニケーションの苦手さ」という形で成人期まで残ることの多い特徴です。

② 言葉の表現（＝表現性のコミュニケーション）

　これは、物の名前を言う／要求や自分の意思を言葉で言う（「オチャ」「ネンネ」など）／自分の気持ちを相手に伝える（「イヤ」「しない」「○○行く」など）／質問に答えるなどの力です。

　自閉症の子どもでは物の名前を覚える時期が遅れ、1歳6ヶ月児健診で「これは何？」と（絵本を前に）聞かれて答えられないことが多く、名前を言えるかどうかは健診で必ず行うチェック項目です。身近な物の名前を話せるようになる年齢がようやく3歳になってからという場合が少なくありません。単語を話すようになっても2語文が話せない・質問に答えることができないという場合もしばしばです。

　これは①に述べた受容性のコミュニケーションの障害とも関連します。先生の名前を知っているけれど、「先生の名前は？」と聞かれても答えることができず、「ユミ先生？」と促すと、ユミ先生・マチ先生……と次々にすべての先生の名前を言います。つまり、何を聞かれたかわからないときに「会話のやり取りができない」という問題が起こります。

③ コミュニケーションの特徴

　自閉症の子どもでは、言葉の理解と表現の遅れのほかに、言葉を使ってコミュニケーショ

ンをする力が弱いという特徴をもっています。また、話し言葉以外の表情や身振りによるコミュニケーションの表出も少ないのが特徴です。次の例にそのような様子を示します。

こんな事例 21

●黙々と遊び、30分間に2回だけ笑顔が出た3歳男児●

言葉に対する反応が弱く、一人で黙々とマッチングに取り組んだ。言葉をもたないが、「できたね！」「ポケモンだ！」とタイミングよく言葉をかけると、相手に視線を向け、うれしそうな笑顔がでた。家族が、「滅多に笑わない。今日は珍しい」とコメントした。自分から働きかけることはできないが、相手の言葉かけがわかるとコミュニケーションが促された。そのあと、家庭でもわかりやすい言葉かけをつづけたところ、うれしいときの笑顔と"で（き）た"などの短い言葉の表出が少しずつ増えた。

こんな事例 22

●うまくできない場面で、援助要請が出せない5歳男児●

ぬり絵の場面で、色鉛筆のケースの蓋が固くて開かないときに、「あけてください」の要求の言葉や、身振りでの表現が出せず、何とか開けようと苦労している。最後にはケースを口に噛んで開けようとした。文字が読めるので、「あけてください」のリマインダー[1]を示したところ、「あけてください」と言葉で言った。

コミュニケーションの意欲が不足することをコミュニケーション・マインドの不足と呼びます。一方、難聴のために話し言葉をもたない子どもでは、身振りや指さし、表情を用いて積極的に相手に訴えようとします。たとえば、窓の外の雨に気付くと、窓を指さして両手で雨降りの格好をして積極的に伝えようとするなど、難聴の子どものコミュニケーション行動は自閉症の子どものコミュニケーション意欲の弱さとは対照的です。

言葉かけが多すぎる学校環境について

次の例では言葉の環境が子どもを不安定にしていました。

こんな事例 23

●学校でつねり・噛み付きが多発する特別支援学校6年女児●

重度で言葉による表現ができない。普段の行動はおとなしいが、言葉かけで混乱し、相

第5章　言葉の指導と遊びの指導

手をつねったり噛み付いたりして、周りの子どもや大人の被害が相次いだ。
　地域支援センターの担当者が学校訪問をすると、午後のプールの授業に先立って、教師が注意事項を説明している間に、待てない様子で動き回りが始まった。帰りの会では、順番に今日の感想を述べる間に、落ち着かなくなり、歩き回りが始まったのを言葉で制止されてほかの男児に噛み付いた。

上の例では、学校訪問のあとであらためて発達検査を実施し、言葉の理解力は2歳以下、言語表出も同様でした。その結果を学校に提出し、言葉かけを減らして視覚的支援を併用することになり、つねりや噛み付きが減少しました。

注1）言葉や行動を思い出すためのメモやカード。自閉症の子どもでは、言葉をもっていても必要に応じて言葉で要求できないことが多く、このようなときにリマインダーがあると、それを手がかりに要求することが可能になる。136ページのリマインダーの例（図7-4・7-5）を参照してください。

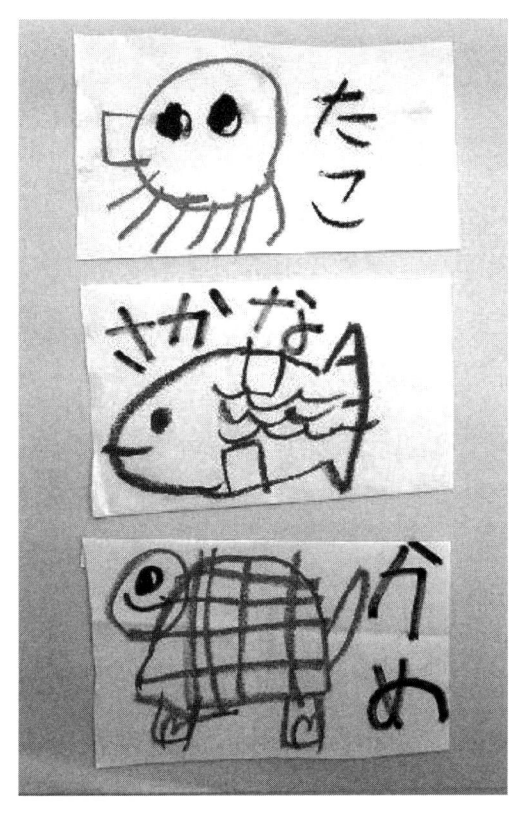

うみのいきもの（まさはる作）

Q2 言葉の指導はどうすればよいですか？

まずは、言葉がどの段階にあるかを把握します。
①理解の面：理解できる言葉・理解できない言葉
②表現の面：要求のときにどのような言葉や手段を使うか（相手の手を取る・顔を見る・言葉で伝えるなど）
③コミュニケーションの特徴：自分から相手に伝えようとする意欲・困ったときに伝えることができるかどうか（援助要請）
などを把握します。その際、以下のような検査を用います。

- 新版K式発達検査：乳幼児健診や医療・相談機関でよく用いられ、認知や言語の到達度を評価する。（第1章Q5を参照してください）
- PEP-R（改訂版はPEP-Ⅲ、TEACCHプログラムが開発）：言葉の理解と表現・そのほかの各領域の到達度を評価する。（第1章Q5を参照してください）
- 語彙検査（ITPA）
- 国リハ式＜S-S法＞言語発達遅滞検査
- 絵画語彙発達検査（PVT）

コミュニケーションサンプルによる評価

これは、TEACCHプログラムによる言葉の評価の方法です。言葉のサンプルを表現が出やすいいくつかの場面で拾い、コミュニケーションの機能を分析します。

表5-1 コミュニケーションサンプルの例（10歳男児、おやつの場面）

文脈	何を言ったか／何をしたか	要求	その他（注意喚起・拒否・説明・情報提供など）	文脈 何処で	誰に	形態 システム
おやつの場面、教師に	「ください」と言った	✓		おやつ	教師	ことば（単語）
〃	手をのばした	✓		〃	〃	ジェスチャー
〃	指さして声をあげた	✓		〃	〃	ジェスチャー＋発声

左（表5-1）の例はおやつの場面です。言葉の機能としてはほとんど要求のみであり、情報提供（自分の知っていることを相手に伝える言葉）や説明などの機能はまだ未熟であることがわかります。なお、サンプルは最低50個のコミュニケーション行動をとります。

自閉症の初期の言葉の指導

幼児期の言葉の指導は、子どもの言葉のレベル（理解の程度や言葉の量）に合わせた言葉かけが大事です。その際、言葉だけを教えるよりも、絵本や遊びを通した言葉かけや子どもの興味に合わせた言葉のやり取りの方がわかりやすく有効です（下図A）。

言語聴覚士が行う初期の言葉の指導も、絵カードやパズル、絵本、ぬり絵などの遊び（多くは視覚的教材を用いた遊び）を一緒にしながら言葉を教えることが多くなります。

言葉が理解できず、言葉によるコミュニケーションがむずかしいと判断される場合は、下図Bのように絵や写真カードの使用や、構造化や視覚的支援・PECSなどの自閉症の特性に合わせた指導が必要です。自閉症の子どもの多くは、幼児期からAとBを並行して考え、言葉によるコミュニケーション障害が重度であれば、早期からBの支援を要することになります。

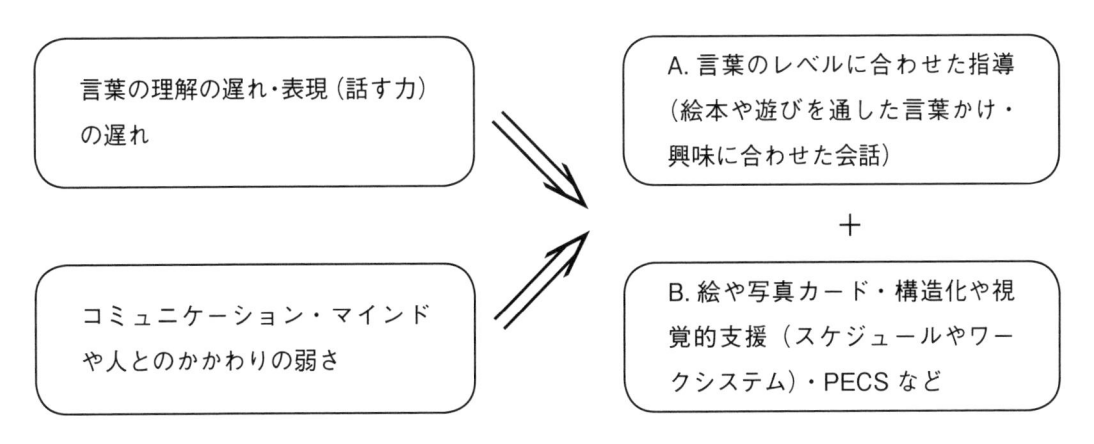

```
┌──────────────────┐           ┌──────────────────────┐
│ 言葉の理解の遅れ・ │           │ A. 言葉のレベルに合わせた指導 │
│ 表現（話す力）     │──────────▶│（絵本や遊びを通した言葉かけ・ │
│ の遅れ            │           │ 興味に合わせた会話）          │
└──────────────────┘           └──────────────────────┘
                                          ＋
┌──────────────────┐           ┌──────────────────────┐
│ コミュニケーション・│           │ B. 絵や写真カード・構造化や視 │
│ マインドや人との   │──────────▶│ 覚的支援（スケジュールやワー │
│ かかわりの弱さ     │           │ クシステム）・PECS など       │
└──────────────────┘           └──────────────────────┘
```

図 5-1　自閉症の子どもの言葉の特徴と指導

言葉の指導を受けた方がよいのか？

自閉症の子どもの言葉の指導については、必ずしも賛成しない医師もいます。それは言葉だけを取り出して指導しても実際の言葉やコミュニケーションの改善に繋がらないという理由です。しかし、自閉症の言葉の特徴をよく理解する言語聴覚士は、言葉に限らずコミュニケーションの指導の大切さを理解して指導を行います。言語聴覚士と良い関係をもち、その中で言葉やコミュニケーションの楽しさを身につけていくことはとても大事だと

思います。

「パズルやマッチングの指導が主で、言葉の指導がない」と心配する家族

　このような例では、指導者が未だ言葉の直接の指導は早すぎてうまくいかないと判断して認知学習から始めたことを意味しています。多くの場合、その判断は適切なものです。早すぎる言葉の指導によって、子どもが全く指導に関心がもてずに着席ができなかったり、指導室に入ること自体を嫌がったりする例も起こります。そうした場合は、子どもが興味をもつようなパズルそのほかの遊具を手がかりに着席行動を促し、相手とのかかわりを楽しむような働きかけの段階が必要になります。

言葉はどうなるのか？　言葉の長期経過

　言葉の長期経過は、自閉症の重症度や合併する知的障害の程度によって違いがあります。自閉症が重度であり、知的障害も重度である子どもでは、言葉の習得もそれだけ困難であり、学齢に入っても言葉を使えない、言葉では伝わらないという経過をたどります。そのような時は言葉以外の代替コミュニケーションによる指導（前ページの図のB）が早期から必要です。

　言葉の環境もとても大事です。言葉とコミュニケーションの障害があっても、さまざまな工夫をして伝える努力・わかりあえる努力をすることによって、言葉の発達がそれだけ促進されるという印象を臨床家はもっています。

　幼児期に言葉の遅れが目立つ子どもの中に、学齢期に入って急速な言葉の発達をする例も見られます。ある子どもは、3歳でようやく片言を使う状態でしたが、小学3年になると、「わたしは学校で毎日ストレスだらけです。だから現実逃避が必要なんです。さもないと疲労困憊です」といった表現をするようになりました。これらの言葉は、好きなマンガの主人公のセリフや、テレビマンガからの取り入れであり、いわばコピー言語ですが、本人がこのような表現でストレスを訴えたときはリソースルーム※を利用するという対処ができるようになりました。会話の一方通行性や、相手とのやり取りができないといった特徴は今も持ちつづけ、また、初めて経験する行事では、母親がソーシャルストーリーを作って混乱を最小限にするための支援を続けています。（※米国で始まった特別の教育のための教室。）

　言葉の発達がわりあい良好であり、学齢期を終える頃に普通の会話力を身につける場合でも、周りの人とのコミュニケーションについては苦手さを持ち続けることが多く、それを前提とした青年期や成人期支援を要するようになります。近年、自閉症の人たちのコミュニケーションの苦手さはよく知られるようになり、それに十分に配慮した就労の例も増えつつあります。

第5章 言葉の指導と遊びの指導

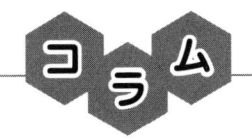

コラム 言語聴覚士からみた自閉症の子どもの言語指導

　言語指導は発達検査や言語検査、主治医・家族からの聞き取り（子どもが困っていること、家族が困っていること、指導への希望など）、行動観察などを通して子どもの特徴と環境を知ることから始め、その後、課題と目標を立てて指導を行います。指導内容は、その子に合わせたものでさまざまですが、共通する点は以下の通りです。

　まず1つ目は：指導は、子どもにとって安心できる・落ち着いてできる・楽しい内容にすることです。特に子どもの年齢が小さければ小さいほどその必要性は高くなります。子どもは安心した楽しい場面から多くの言葉やコミュニケーションを学んでいきます。
　また、「構造化」は自閉症の認知特性に合わせて環境の意味をわかりやすくすることであり（ここで何をするか、いつ終わるのか、目の前にあるものや人と自分はどうすればよいのかなど）、安心して言語を学ぶためにどの子どもでも必要です。

●構造化について（当クリニックの場合）●
　言語室へ移動するために移動用のスケジュールカードを提示し、言葉でも説明して移動します。
　何をするかについてはスケジュールボードに、べんきょうの写真または文字カードや、やすむ　トイレのカードを貼ったりして、視覚的にわかりやすく示します。

1	べんきょう
2	やすむ
3	トイレ
4	べんきょう
5	おわり

カードはマジックテープでボードに貼ってあり、終了すると裏返します（「おわり」のポケットにいれる場合もある）

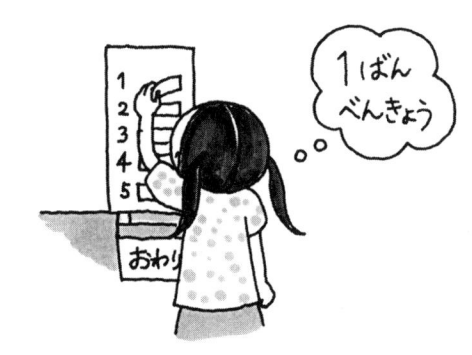

　べんきょうの課題を複数行う場合は、ワークシステムを使って、どれくらいするのか、終わったら次に何をするのかなどがわかるように視覚的に示して指導します。
　言語室は教材やおもちゃが目につかないように整理し、必要なものだけを準備します。基本的に対面で指導し、自立課題の際は別の机に移動します。

2つ目は：言葉かけは「具体的」に「短く」するようにして、子どもが聞いてわかりやすいように配慮します。また、相手から大きな声で挨拶されたり言葉かけをされると萎縮してしまうことがよくあります。そのために、声の大きさや話す速さなども配慮します（基本的には「穏やかに」「ゆっくり」）。

　3つ目は：「視覚的な手がかり」をなるべく用います。たとえば、単語が出ない子どもに「りんご」と声だけで教えるよりは、実際に（おやつの場面やママゴトの中で）教えたり、写真などを見せながら練習します。また、会話やその日にあったことや、自分の気持ちを伝える課題では、その日の出来事を素材にしたコミックや絵日記を一緒に書いて、表現の練習に繋げます。その方がわかりやすく話しやすいようです。

　言語指導というと、絵カードをみて発語や理解の練習をするイメージがあるかもしれませんが、それだけではなく、生活場面をとおして"言葉とコミュニケーションの力を伸ばす支援法"を家族の方と一緒に考え指導していくことが大切な内容だと考えます。絵カードや写真・文字カードなどの視覚的教材をよく使うのは、自閉症の子どもにとってわかりやすく、コミュニケーションの楽しさを学ぶためのものだととらえてください。

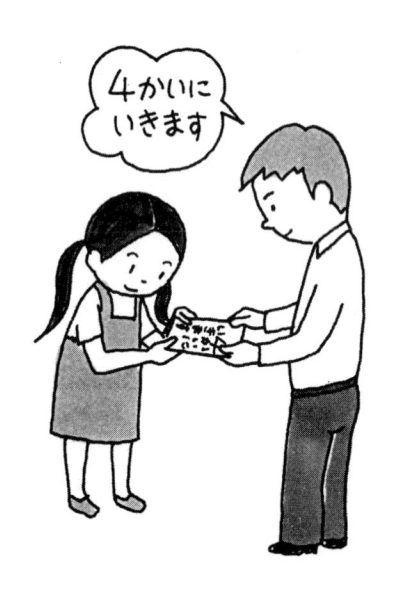

第5章 言葉の指導と遊びの指導

Q3 絵カードは何のために使いますか？

　自閉症の子どもに用いる絵カードは、言葉では要求できないか、話し言葉では通じない（理解できない）、または言葉を知っていても必要に応じて言葉を使えないという特徴に合わせて、自分から要求できるように、または大人から伝える方法として用います。絵カードの種類は、子どもの発達段階に合わせて、絵カード・写真カード・文字のカードがあります。重度の自閉症がある場合はカードでは伝わらず、実物の提示（たとえばコップやカギなど）が必要になります。

こんな事例 24

●絵と写真カードによるコミュニケーション指導の例　3歳男児●

　言葉をもたず指さしもしない。言葉による指示も通らない。母が車のカギを持つと外出することがわかり、急いで玄関に出て行った。3歳過ぎから癇しゃくを起こすようになり、跳びはねたり、足を床に叩きつけるため、要求が出せるように絵と写真のカードをつくることにした。最初は冷蔵庫・おもちゃ・テレビ・車のカギ（外出用）のカードを作り、コミュニケーションボードに貼り、子どもが何かほしい様子のときはボードの前に行ってカードを取って母にわたす練習を重ねた。飲み物の要求やテレビの要求ができるようになり、癇しゃくは減少した。

こんな事例 25

●写真カードの使用によって、大声や他傷が減った小学4年男児●

　言葉は「オチャ・イヤ・ダメ」程度であり、そのほかは指さしで要求する。家庭では写真カードを使って自分の欲しいおもちゃ（ゲームやCD）を要求するが、学校では要求が伝わらないと大声をあげたり相手をつねったりするので、学校でも教師が必要だと感じる＜トイレ・水筒・運動場・保健室・教師の顔写真・休憩の場所・休み時間に使う絵本やブランコなど＞のカードが追加された。要求が出せるようになって不満による行動が減ったと評価された。通常は教室の壁にボードを貼り、屋外活動や行事の際は携帯カードを使っている。

絵と文章によるコミュニケーションカード

　言葉で言える子どもでも、必要に応じて相手に伝えることは苦手であり、それを補うの

が次の事例にあるような絵と文章によるコミュニケーションカードです。

こんな事例 26

●困ったときに要求できない高機能自閉症の6歳女児●

言葉数はわりあい多いが、困ったときに言えないため、幼稚園でも家庭でもコミュニケーションカードを使用した。＜わかりません。おしえてください＞＜トイレにいっていいですか？＞＜てつだってください＞＜プレイルームにいきたいです＞＜のみものをください＞＜のこしていいですか？＞など。カードが手元にあると発話がしやすくなり、小さな声を添えて要求するが、学校では「言葉が話せるからカードはいりません」と言われ、母は「困ったときに言葉で訴えられないことがなかなかわかってもらえない」と悩んだ。学校で要求を出せないことに関連して、帰宅後に癇しゃくを起こすことが増えたため、母と教師が再度話し合い、学校でもコミュニケーションカードを使うことになり、教師も子どもの要求がわかるようになったと感想を述べた。

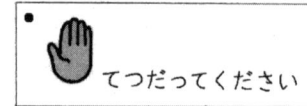

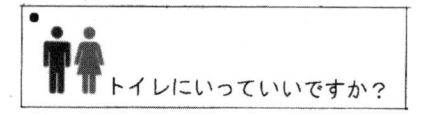

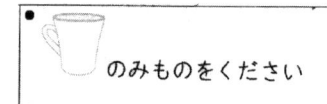

図5-2 この例で使用したコミュニケーションカード（絵と文を合わせたもの）

コミュニケーションカードの形態

ボード式、ノート型、携帯用のめくり型などの種類があります。最近ではコンビニなどにコミュニケーションボードを置いて、言葉の通じない客に対して指さしで要求してもらう店舗もあります。

メモによる予定の伝達

保育園の帰り道にいつもスーパーに寄るのがクセになり、寄らないと騒いでいた子どもでは、「きょう、スーパーはいきません」と母が書いたメモを見て、"スーパーいきません"と言いながら自分の感情をコントロールすることができました。最近では家族が携帯電話の画面で行き先のスーパーや訪問先の家を見せて伝える例もあり、時によってとても有効ですが、自閉症では一度経験すると次も同じだと思い込む特徴があり、どのような方法が子どもに合うかについて、親の側の一貫性や慎重な態度が必要です。

Q4 スケジュールとは何ですか？

　スケジュールはTEACCHプログラムが教える「構造化」の1つであり、「いつ何をするか」を視覚的に示す方法です。（第7章Q1を参照してください）

　「これから何が起きるか」「今日は何があるか」を伝える点で、我々の予定表と同じです。次の活動だけを示す・半日の予定・一日分の予定など、長さは子どもによってさまざまであり、その形態も具体物・写真カード・絵カード・文字カード・文字で書かれたリストなど、子どもに合わせます。保育園や学校では行事も多いため、スケジュールがあることで、子どもは見通しをもって安心して参加できるようになるという利点をもち、「今日のスケジュールを書いて」と要求する子どももいます。

いろいろなスケジュール

　下の2つの図は、幼稚園と保育園の行事用スケジュールです。活動の数が多いためにめくり式として「今はこれ、あと○○と△△がある」とわかるように工夫してあります。

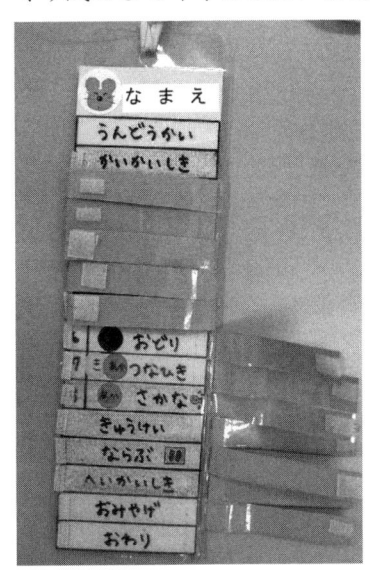

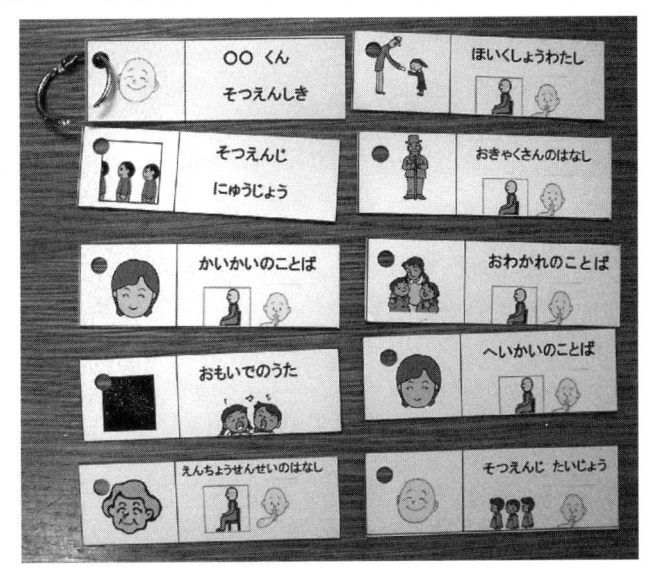

図5-3　運動会のスケジュール　　　図5-4　卒園式のスケジュール（実物は15枚で構成）

家族が作ったスケジュール

　どこかへ出かけるとき、子どもたちは「○○へ行くよ」と言われ、それを理解して楽しみにして行動します。言葉で伝わらない自閉症の子どもでは、言葉の代わりに「お出かけカード」がその役を果たします。初めて絵カードや写真カードを使う家族に対して、私た

ちがまずお勧めするカードです。

　ある母親は、子どもが機嫌を損ねてぐずっていたけれど、その日の予定であった祖母宅へ行くことを写真カードで示したところ、すぐに機嫌がなおって自分のバッグを持ってきて、車の中でも落ち着いて乗っていたと述べました。子どもが見通しをもつことで落ち着いて行動することが実際にわかり、そのあとに半日分のスケジュールカードを使うようになったという家族もいます。

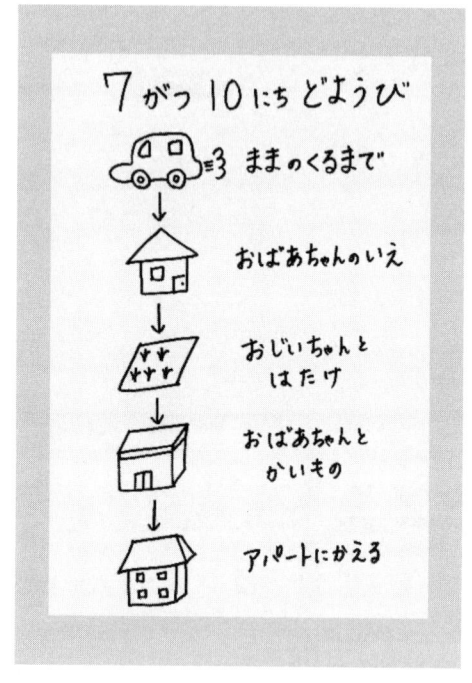

図5-5　外出のときのスケジュール 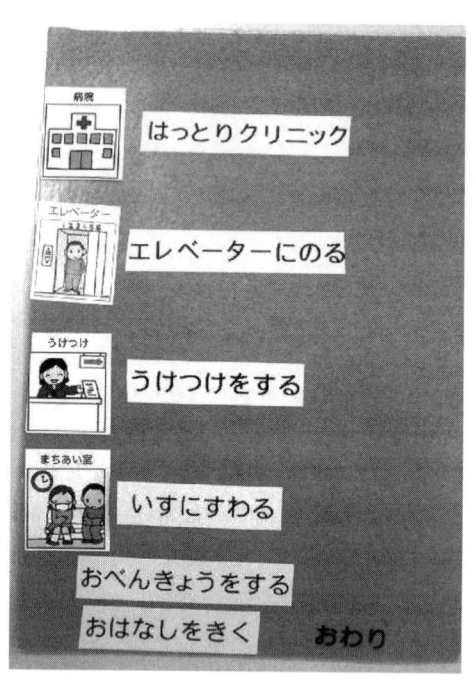　　　　　図5-6　母が作った通院のスケジュール（7歳女児）

　左上は4歳男児の例です。自分で思っていたようにならないと車の中でも地団太を踏んで泣き叫びましたが、上のスケジュールで次の行動がわかるようになり、車の中でも落ち着いて過ごすようになりました。スケジュールの実物には車種と店名が書いてあります。

こんな事例　27

●**携帯式スケジュールを使って通院する5歳男児**●

　診察にやってきて、携帯式スケジュールを腰ベルトから取り出して「べんきょうは5（個）」と自分から示した。

　「べんきょうは5だね」と応じると、（うん）とうなずいた。見通しがたつと落ち着いて課題に取り組み、そのあとは好きな自由遊びのコーナーで遊び、母の話が終わるのを

待った。母がつくった携帯スケジュールはべんきょうは5・お母さんはせんせいとおはなし・こうえんであそぶ・いえでおやつ……と6枚組だった。最近は外出途中でぐずることもなく、予定の変更もできるようになったという。

言葉がわかるからスケジュールは要らないと言われた家族

聴覚よりも視覚的手がかりによる理解の方が高く、大半の子どもで視覚的支援が役にたつことはよく知られるようになりました。しかし、学校でもスケジュールによる支援を受けたいと希望しても実現されない例がまだ多く、自閉症の特性についての理解不足といわざるをえません。文部科学省の特別支援教育の指針の中にも「自閉症などの発達障害がある子どもでは、構造化や視覚支援を行う」という文言があり、コミュニケーションの評価と視覚的支援の必要性はもっと重視されるべきだと思います。

スケジュールが有用である理由

スケジュールを使う理由は以下のように複合的です。
- 言葉による理解よりも、視覚による理解が強い（視覚認知の優位性）。
- 視覚的に示すことで何があるかを理解し（見通しがたち）、自分の力で行動できる。そのことで不安や混乱が軽減する。
- 言葉で伝えるよりも、視覚的に示した方が記憶を保持しやすい（何度も見ることができる）。
- 行事や教室の変更の際に、変更を確実に伝えることができる。
- 初めてのことや見通しがたたない行事や活動の不安や混乱を軽減する。
- 言葉で何度も言われるとかえって混乱してしまう。

スケジュールがあっても子どもが見てくれないという訴え

スケジュールを作っても、親や教師の期待通り注目してくれない・飽きてしまって見ようとしないという訴えも時々あります。私たちも、手帳やスケジュール帳をいつもチェックするわけではなく、必要に応じて確認します。スケジュールの使い方もいろいろな工夫と根気がいることはほかの指導と同じです。

Q5　PECSについて知りたいです。

　PECSとはPicture Exchange Communication Systemの略称で、絵カード交換式コミュニケーション・システムと訳します。米国のアンディ・ボンディ（Andy Bondy）らがデラウェア州自閉症プログラムの実践の中で自閉症の子どもに対するコミュニケーション支援法として開発した方法であり、応用行動分析の技法を基礎としています。
　話し言葉（音声言語）に代わるコミュニケーションの手段は代替・拡大コミュニケーション（alternative and augmentative communication：AAC）と呼び、これまでに述べた絵や写真・文字カードによる指示やスケジュールもそれにあたります。PECSも代替・拡大コミュニケーションに属しますが、子どもが自分から要求を伝えること（自発的コミュニケーション）を教える点に特徴があり、近年、米国はもとより各国で注目され、応用が広がっています。
　PECSの最大の特徴は上に述べたように、自発的なコミュニケーション・スキルを支援することにあります。コミュニケーションの指導が受容性コミュニケーション中心（応答）であれば、周囲からの指示や促しがなければコミュニケーションがとれず、そのために指示待ちとなる点が問題です。
　PECSでは自発的コミュニケーションを教えるために、絵カード（言葉の代替物）を使って、自分の欲しいもの（好子）を手に入れることを最初から指導します。その際、子どもが絵カードを取って相手に渡すのを手伝う役（プロンプター）と、要求したものを渡す役（コミュニケーション・パートナー）が必要です。PECSの利点といわれる点は、以下の通りです。

・最初から自発的なコミュニケーションを目指す。
・指導にあたって子どもが特別のスキルを学ぶ必要がないために（絵カードを手渡すだけ）、早期から開始でき、また障害が重度でも指導できる。
・機能的（実用的な）コミュニケーション・スキルを教えるので、生活場面でも他者との相互作用が促進される（人をしっかり意識するようになる）。
・要求が確実に叶えられるので誤学習が少なく、子どもの意欲が低下しない。
・最初から般化（いろいろな要求やいろいろな場面）を教える。

　PECSの学習には、6つのフェイズがあります。
・フェイズⅠ：絵カードを渡して好きな物（好子）と交換する。自分からコミュニケーションすることを教える段階。
・フェイズⅡ：絵カードの使用をほかの人・場所・別の好きな物へと拡大する。
・フェイズⅢ：複数の絵カードから特定のものを選択することを教える。

・フェイズⅣ：単語を組み合わせて簡単な文を作ることを教える。
・フェイズⅤ：「何が欲しいですか？」に対する応答を教える。
・フェイズⅥ：そのほかの質問に対する応答と自発的なコメントを目標にする。

　PECSを含めて、絵カードなどの言葉によらない支援をする際に、子どもが言葉を使わなくなるのではないか、言葉が発達しないのではないかという心配を家族が述べることがあります。しかし、デラウェア州自閉症プログラムの追跡調査では、6歳以前から1年以上PECSを使い始めた子どもでは、62％が自立的な話し言葉を獲得し、ほかの子どもではPECSを用いながら言葉を話すようになったと報告されました。PECSによって自発的コミュニケーションができるようになった結果、それまで起きていた行動の問題（苛立ちや自傷など）が減少したという報告もみられます。

こんな事例 28

言葉をほとんどもたず、PECSによる指導を開始した小学4年男児

　発達検査では、「同じに作ってください」の言葉による指示が理解できず、模倣に失敗し、2回目を指示すると、声をあげ、苛立ち、相手のつくった積木を壊そうとした。言葉は不明瞭な単語のみであり、言葉のやり取りはほとんどできず、欲しいものはチラシの写真や絵を指さして要求した。字は少し読むことができた。おやつの場面でPECSの指導を行った結果、数回の繰り返しで文字カードを自分で選んで貼り、それを手がかりに"マーブルをください"と短い文を添えて要求するようになった。

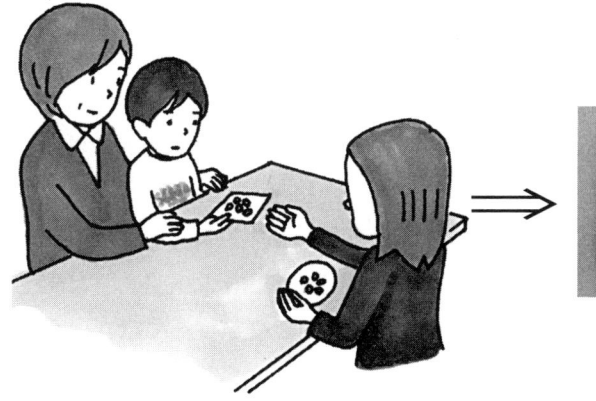

図5-7　最初の練習（フェイズⅠ）：絵カードを渡してマーブルをもらう。子どもがカードを渡すのを促すプロンプター（左）と、マーブルを渡すコミュニケーション・パートナー（右）の3人で行う。

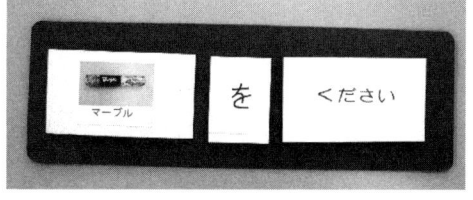

図5-8　文字カードによる要求（フェイズⅣ）：絵カード・文字カードをボードに貼り、相手に渡しながら「マーブル を ください」と発話した。読みの力が活用され、文章を使って話すことが確実になった。

Q6　おもちゃで遊びません。

　子どもがおもちゃで遊ばない理由は、自閉症の認知の特性に関係しています。言葉と同じように脳の機能の特性によるものです。定型発達の子どもではおもちゃを与えて、「○○だよ」「おもしろいよ」と話しかけると、その意味を理解し、興味を示し、大人のやり方を模倣し、遊び方を身につけていきます。1歳から3歳児が好むおもちゃ、たとえばぬいぐるみやママゴト道具で遊ぶためには、それが「ワンワンだ」「お皿だ」と認識し（象徴の理解）、しかも「カワイイ」「遊びたい」と共感する力の発達が必要です。自閉症の子どもでは視覚的にそれが何であるかをとらえることはできても、おもちゃとして関心をもたないことが多いものです。

　その反面、動くものや回転するものに熱中したり、並べて遊ぶ、絵本の特定のページを見る、ビデオの同じ場面を繰り返してみる、好きなおもちゃの車やスイッチいじりを繰り返すといったふうに、独特の遊び方を好みます。それは、自閉症の子どもが共通の認知の仕方や、関心の取り入れ方をすることを示します。偏りがとても強いタイプでは、1、2歳からすでにマークや看板やスイッチ類・カメラ・乗り物などに目が行き、そちらへ一目散に走り出し、そのことが養育困難に繋がるため、早い段階から遊びを育て、落ち着いて行動できる時間を増やすことが望まれます。

こんな事例 29

●**おもちゃ遊びが限られる3歳男児**●

　おもちゃ遊びがつづかず、少し手にとってもすぐにポイと放り出す。保育園では、給食が終わって子どもたちが先生を交えて三々五々遊ぶ中で、周りの動きに関係なく一人で絵のついたブロックで遊び、ブロックの絵の面を表にしてカーペットの上でつないだり、並べたりを繰り返した。数回繰り返すと中断して立ち上がり、窓の所へ行ってタオルで遊ぼうとして保育者に止められる。先生が誘っても友だちの中に入らず、遊び自体も長続きしなかった。デイサービスで個別の指導を受けるときは、「ワーク」※に30分ほど落ち着いて課題に取り組むことができる。（※103ページを参照してください）

こんな事例 30

●**遊びが限られ、保育士がその限られた遊びに付き添った子ども**●

　お気に入りの遊びは限られたが、副担任の先生がついて子どもの遊びを手伝った。2

歳から6歳の間、子どもが関心をもつ遊びは砂遊び・絵描き・水遊びがほとんどであり、そのほかの場面では園内をあちこちし、飛び出しも見られた。砂遊びや絵描きも、一人では長続きしなかったが、保育士が手伝うことで遊びが続いた。療育場面では、ワークシステム※を使って5個以上の自立課題に取り組んだが、その他の遊びに発展することはなかった。（※ワークシステムについては第7章Q1を参照してください。）

15歳の現在も、関心も余暇活動も限られ、構造化された指導場面以外では歩き周りがある。

遊びと余暇の指導

遊びの苦手な自閉症の子どもに遊びを指導することは本当に難しいことです。それについて英国自閉症協会の実践ガイドブックでは、「自閉症の子どもに遊びを教えるときに、まずは、子どもが他者の存在を拒否しないように子どもの目線になって子どもの世界に少しずつ入り、親が子どもの遊びのパートナーになることだ」と述べています。

同じ問題について、エリック・ショプラー（Shopler）の本『自閉症への親の支援——TEACCH入門』も参照してみます。親たちは子どもの遊びと余暇を支援するためにさまざまな工夫をしています。ある家族はブランコに対する恐怖を克服するために、膝に抱いて少しずつブランコ遊びを続け、2ヶ月後にブランコ遊びを自分から要求するようになりました。何かに対する恐怖心や拒否を持つ場合にはこのような接し方はとても大事です。

エリック・ショプラーは、遊びや余暇のスキルを身につけるために、構造化された状況が役に立った例も紹介しています。

ある小学生は、休み時間に一人で遊ぶことができなかったために、運動場のフェンスのそばを行き来し、葉っぱや草を拾って遊んでいました。教師に依頼して子どもに合った（ボールやロープのような）遊び道具を用意して時間を構造化した結果、遊ぶことができるようになり、休憩時間のストレスは減少しました。

このように、自由な時間の過ごし方についても、子どもによっては、何をさせるか、どのように教えるのかの工夫が必要です。次節のQ7「どんな遊具が役にたちますか？」と、Q8「ワーク（課題）とは何ですか？」は、自閉症の遊びの特性に合わせた対処法の1つとなります。（事例29と事例30も参照してください）

Q7 どんな遊具が役にたちますか？

前節のＱ６で、自閉症の子どもは普通のおもちゃで遊ばず、遊びの支援が必要であることを述べました。自閉症の子どもが好む遊具（または教材）があり、それは視覚的認知の方が優れていることに関連する遊具です。このような遊具は、内外の特別支援教育の中で工夫・開発されたものです。

市販品と手作りのものがあり、以下に領域に分けて例を示します。

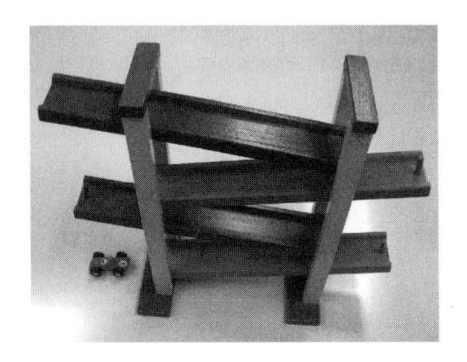

図 5-9　車のすべり台

① **動きを手がかりにした遊び**
  ・車のすべり台（図5-9）：車の動きがおもしろくて何度も繰り返す。車を乗せることができなくて、大人の手を取って要求したり、子どもとのコミュニケーションの練習にも使う。
  ・その他、玉おとし、回転するおもちゃなど。

② **簡単な視覚的認知と操作をつかうもの**
  ・プットイン（put in）：カンの穴にペグなどをいれる（図5-10）。自閉症の子どもは几帳面さをもつことが多く、きっちり入る感触を好む。何度も繰り返して要求することもあり、要求のコミュニケーションを引き出す遊びにもなる。
  ・玉挿し棒（図5-11）：色の弁別ができてきた子どもでは色別に挿すようになる。
  ・ペグ挿し（図5-12：ペグはフレーベル社製）

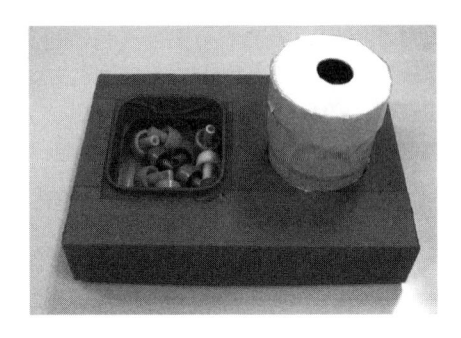

図 5-10　プットイン

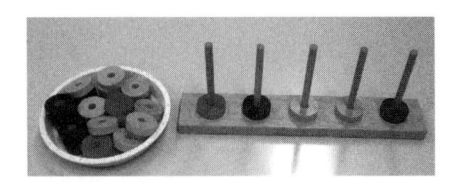

図 5-11　玉挿し棒

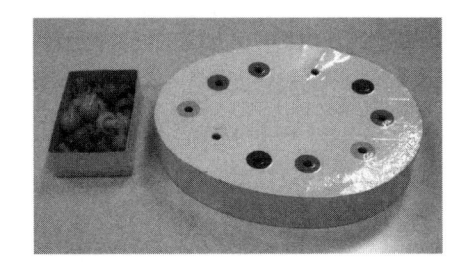

図 5-12　ペグ挿し

③ **パズル** 〇△□などの形のパズル：動物パズル・乗り物パズルなど

④ **弁別と分類、およびマッチング**
- ポンポン入れ（図5-13）：TEACCHセンターのシューボックス課題[1]
- 数字マッチングやひらがなのマッチング

⑤ **組み立て**
- ブロックの組み立て
- 洗濯ばさみの組み立て（図5-14）
- 福笑い

⑥ **手作業**
- 折り紙、ヒモ通し（図5-15）、ビーズ通し
- ぬり絵、粘土遊び

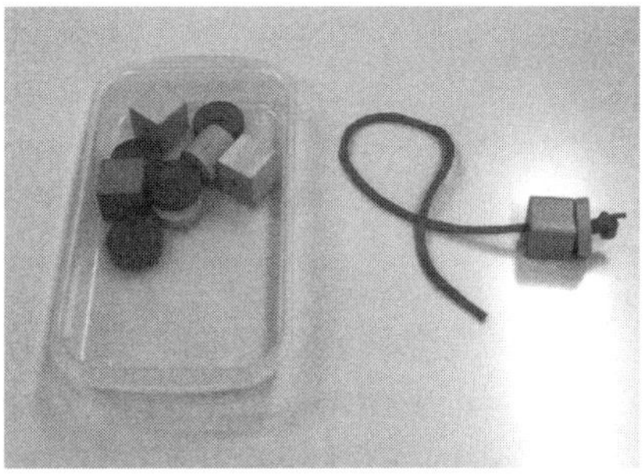

⑦ **ごっこ遊び**
- ママゴト、ミニカー、どうぶつ園つくり・小豆のカップ入れ（図5-16 砂遊びの代わりとしても使う）

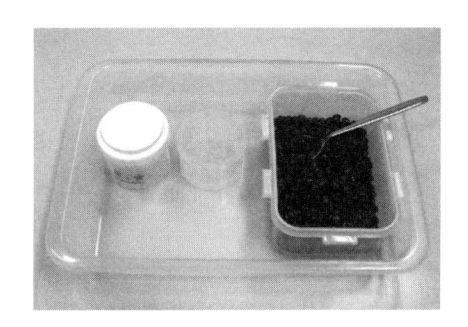

⑧ **学習**
- 絵の模写
- 絵と単語のマッチング（図5-17）、ひらがなのなぞりや書字
- ひらがなのれんしゅう（図5-18）
- なかま分け（生き物・食べ物・季節など）

⑨ **一人で遊ぶ**
- 図鑑や絵本（乗り物・昆虫・飛行機・動物・マークの絵本など）、お絵描き帳、シール帳
- 積木、ブロック、ママゴト、街づくり、プラレール、シャボン玉
- 音の出るおもちゃ（オルゴール・プレイヤー

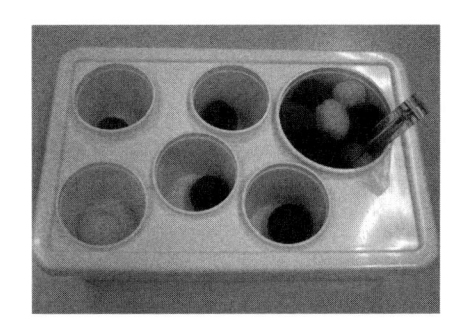

図5-13　ポンポン入れ

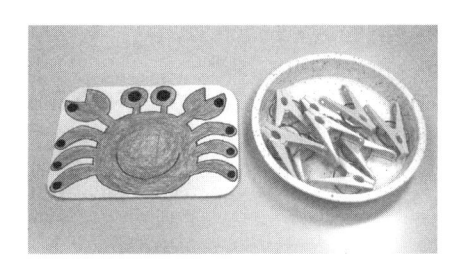

図5-14　洗濯ばさみの組み立て

図5-15　ヒモ通し

図5-16　小豆のカップ入れ

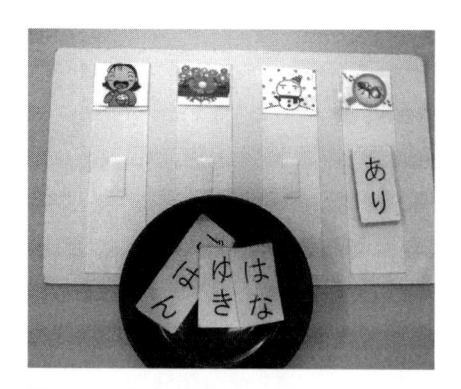

図5-17 絵と単語のマッチング

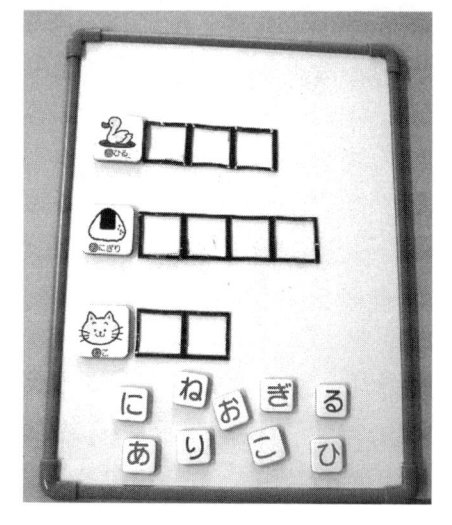

図5-18 ひらがなのれんしゅう

・楽器)

　一人で遊べる遊具や絵本が増えると、「お出かけグッズ」として、外出や通院の際に落ち着いて遊ぶのに役立ちます。

注1）TEACCHプログラムで開発された自立課題のために用いる課題箱。当初、靴箱を利用したためにシューボックスと呼ばれる。

外出の際のお出かけグッズ

　遊びが育っていない子どもや、多動がある子どもでは、出かけた先（保健センターや病院）でも着席が続かずウロウロが起こります。そのような段階では、「すわりなさい」と指示するだけでは効果がなく、適度な遊び道具を持参し、それで遊びながら順番を待つように、何らかの遊びグッズ、お出かけグッズを見つけることが望まれます。家族は子どもの事情に合わせていろいろなお出かけグッズを工夫します。

・小さな絵本、絵描き帳、フィギュア人形、ゲーム、カード
・車のカタログを利用した車のファイル帳
・好きなキャラクターを利用したファイル帳
・本人の絵を綴じた手作り絵本
・ビーズの手芸

　おもちゃで遊んでくれないという悩みを長年抱えていた家族は、「おもちゃで遊べなかった時期は外出自体を控えざるを得なかった。外出しても順番を待てずにうまくいかなかったり、結局ウロウロして叱ることになってしまった。外出できる場所も、外食できる場所もとても限られたが、それでもよいことにした」「今では遊ぶものが増え、外出の場所や機会も広がった」と述べ、「無理をする必要はなかったのだと感じる」と述べました。これも、遊びの発達段階に合わせた考え方です。

Q8 ワーク（課題）とは何ですか？

　自閉症の子どもが療育の場や保育園で「ワーク」の指導を受けているときは、家庭でも遊びの1つとしてワークが役立ちます。

　Workは、仕事・作業・勉強を意味しますが、ここでは、TEACCHプログラムの構造化された指導の中で用いる学習のやり方をワークと呼びます。ワークは、教師と子どもが1対1で行うか、または自立的に遊んだり学習したりするための方法（自立課題）として工夫されてきました。ワークの目標は、1）自立を育てる（自分で課題を達成する力）、2）認知や言語・微細運動などのスキルを育てる、3）余暇活動への応用、4）職業スキルの基礎を作る、ことであり、一方、教室運営の上でも、自立課題に一人で取り組むことで教師が複数の子どもを担当できるという利点をもちます。

ワークに使われる教材

　教材は、Q7で示した遊具の中で、初めと終わりがわかりやすいもの、つまり、②プットインやペグ挿しなど、③パズル、④弁別とマッチング、⑤組み立て、⑥手作業、⑧学習の教材などを使用します。子どもの発達の段階に合わせて教材を選択して組み合わせたり、集中が持続しない段階では短時間に終わる形にするなどの工夫が必要です。市販品の活用だけでなく、手作りの教材もよく使います。

ワークの特徴

- 視覚的に理解しやすい（見れば何をするかわかる）。
- 興味をもちやすい。
- 少しモデルを示すと模倣しやすい。
- うまくいかなければ工夫できる（個数が多くて難しいときは数を少なくするなど）。

ワークを実施するときの注意点

- 子どもの興味に合わせる。
- 発達段階に合わせる（段階が合わないと興味がもてない・うまくできずに中断する・難しすぎて怒りや癇しゃくに繋がる）。

　クリニックで初めて診療をうける家族の中に、「家庭ではこんなに遊ばないのだけれど、今日はよく集中している」と述べる例がときどきありますが、これは事前に提出してもらった問診表のデータから、子どもにあった遊具や教材を準備して子どもの様子を観察するこ

とに関連しており、診察場面のある程度の構造化によるものです。

　自閉症が重度であり、発達段階が低い子どもでは、ワークに対しても興味がもてず、中断したりイスを降りたり、またはほかの部屋へ行こうとしたりなどの行動が表れますが、そのような場合は、よりわかりやすい遊びや過ごし方を考える必要があります。

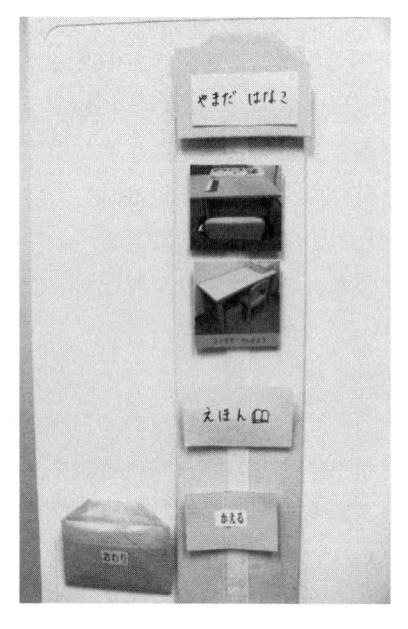

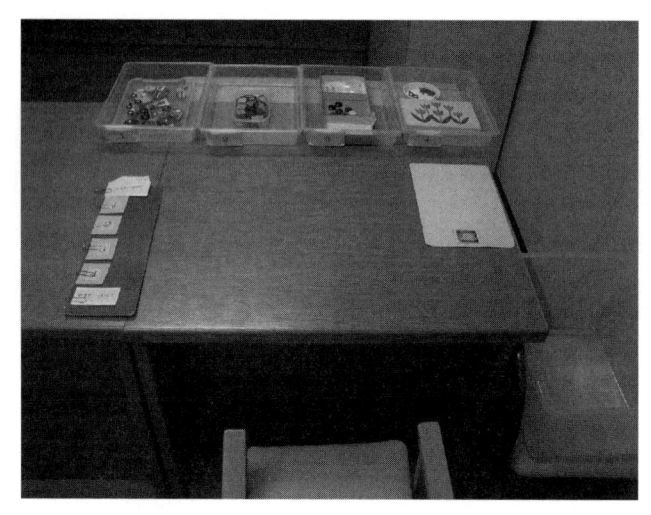

図5-20　　　　　　　　　図5-21

診察室で行うスケジュール（左：図5-20）とワークシステム（右：図5-21）

〈参考文献〉

ノースカロライナ大学医学部精神科 TEACCH 部編（服巻繁訳）『見える形でわかりやすく──TEACCH における視覚的構造化と自立課題』　エンパワメント研究所　2004 年

アンディ・ボンディ／ロリ・フロスト著（園山繁樹／竹内康二訳）『自閉症児と絵カードでコミュニケーション──PECS と AAC』　二瓶社　2006 年

エリック・ショプラー他著（佐々木正美、青山均監訳）『自閉症のコミュニケーション指導法──評価・指導手続きと発達の確認』　岩崎学術出版社　1995 年

第6章

多動・癇しゃく（パニック）・感覚過敏・こだわりの指導

Q1　多動で遊びに集中しません。

　この質問の子どもは多動を合併する典型的な子どもです。未だ発達段階が低く、おもちゃで落ち着いて遊ぶことができない段階で起こる問題です。このような段階では、子どもの発達の段階や、どのようなタイプであるかについて主治医や療育担当者と話し合って対処法を考えましょう。この子ども（2歳7ヶ月男児）の発達評価は、以下の通りでした。

- 発達検査では、認知面の発達は1歳代前半であり、検査道具のはめ板は少し興味を示したが、積木やおもちゃには興味がなくてすぐにイスを降りた。
- 言葉かけに注目することはなく、時計や本棚の方を眺めることが多い。ネジ付きのイヌや車のすべり台に興味が強く、何度もネジをかけるように要求したり、自分でも車を乗せて滑らせようとした。また、ペグの缶入れや、マジックテープでくっつけるママゴト道具、シャボン玉に興味をもち、何度も相手の手をとって要求した。
- 遊べるものがないとすぐにイスを降り、室内を歩き回り、台の上に登ってブラインドのヒモを引っ張った。

多動への対処

　上の子どもでは、未だ遊びが長続きしませんが、遊具によっては興味があり、ある程度の時間を集中して遊ぶことがわかりました。それを手がかりとして、子どもが落ち着くような遊具や遊び方をすることになり、家庭ではおもちゃのいくつかを手作りしました（おもちゃについては第5章Q6とQ7を参照してください）。

　買い物先でも多動で母が落ち着いて買い物ができないために、同行するのは週末に、姉や父が同行するときだけにしました。半年後に同じスーパーに母が同行した際は、大分落ち着いて行動しましたが、好きな場所を覚えていて走っていく行動は変わらず、もう少し言葉の力がつくまで、母子2人で出かけることは延期することになりました。

　室内を子どもが落ち着くような構造に変える方法を「構造化」と呼びます※。この子どもでは以下のような構造化の工夫が役に立ちました。（※構造化とは、子どもがわかるように環境を整えること。第7章Q1を参照してください）

- テレビ台やサイドボードに登らないように、家具類を壁に密着させ、足を乗せる場所をなくした。
- 室内での遊びの場所、イスに座って一人でお気に入りの遊具で遊ぶ場所、テレビを見る場所などを作り、目的に合わせて空間を配置した。
- 玄関のくつ脱ぎの場所に子ども用のくつの形をダンボールでつくり、そこの上に乗せることを視覚的に示した。

第6章　多動・癇しゃく（パニック）・感覚過敏・こだわりの指導

- おもちゃ棚を整理した。棚にはいつでも手に取ってよいものだけを置き、ほかの遊具はケースに入れて高い場所に置き、子どもが欲しい様子のときは、実物の1個だけ（ミニカー・ブロックなど）を子どもが要求したときに、ケースを取り出して与えることにした。いつもおもちゃが部屋中に散らかって、結局は遊べなかったのが解消し、母も落ち着いて遊びの相手ができるようになった。
- 母が家事で手がふさがるときは、遊びのエリアに連れていき、手作りのおもちゃで遊ばせることにした。

このように、多動の対処は、多動そのものに対処するよりも、環境がわかりやすくなること（物理的構造化）、子どもに合った遊具を増やすこと、うまくいかない活動（この例では買物への同行）は先延ばしして成長を待つ、などの対処が主になります。

そのほかに、多動そのものが発達段階で理解できないほど強い場合は、ADHDの合併を疑って、評価と治療を行います。

また、遊びが長続きしない子どものための遊具や遊びの指導については、第5章Q7「どんな遊具が役に立ちますか？」とQ8「ワーク（課題）とは何ですか？」を参照してください。

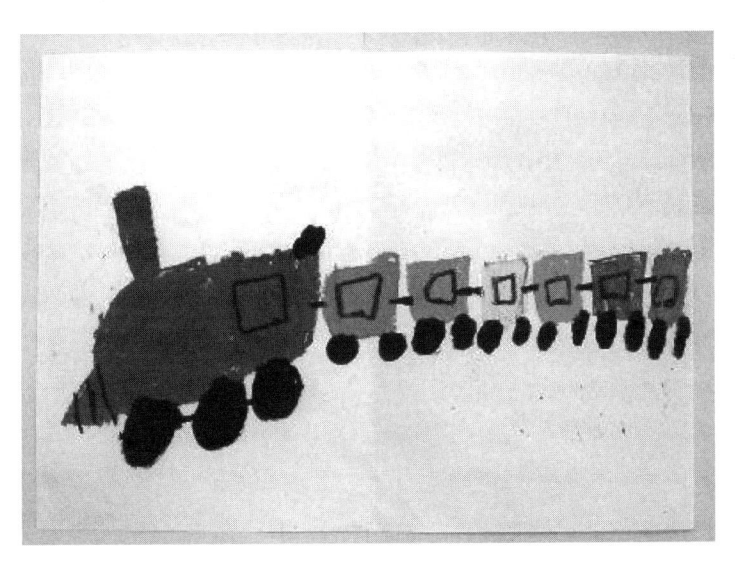

まさはる画

Q2　外出先で静かに待てません。

　自閉症の子どもは、情報が多すぎると混乱します。それは自閉症の特性の1つであり、多くの情報がある中で大人に期待される行動（たとえば、待合室の人が多いところで静かに待つこと）ができません。4歳の女児では、受診のとき一時もじっとしていることができず走り回り、それを止めると大声で叫んでいました。

　スケジュールに従った生活を始めていたので、病院で何をするかの手順書を作ってわかりやすくしました。

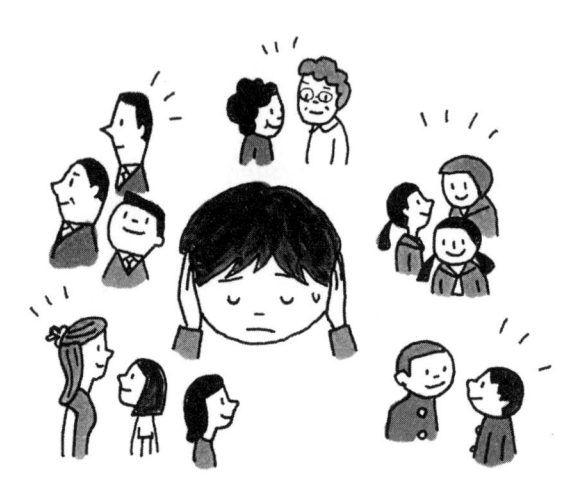

車に乗る
病院に着く
待合室で本を読む
診察を受ける
待合室（会計）
車に乗る
ごほうび
家に着く

　㉓手順書の形態は、文字・写真・絵など、子どもが理解できるものに合わせ、ごほうびは本人にとって、魅力的なものにします。

　待っている間何をするかがわかり、ごほうびを楽しみに静かに待つことができるようになりました。

　通院先や外出先ではいつもと違って予測できない情報が多く、混乱しています。何をしていいかわからなくなると、とりあえず動く、つまり多動性が強化されます。

　そんな中で静かに待ちましょうと声をかけるだけでは効果がありません。むしろ、声かけという聴覚刺激がプラスされ、ますます混乱しかねません。

　自閉症の子どもでは、視覚情報の方がわかりやすい特徴に合わせて、6つの情報を視覚的に伝えます。上の手順書にあるように、いつ・どこで・なにを・どのようにするのか・どうなったら終わるのか・終わったら次は何かという情報です。それによって、上の例のように見通しをもった行動ができるようになります。

第6章　多動・癇しゃく（パニック）・感覚過敏・こだわりの指導

レストランや病院で大声を出す子ども

　自閉症の子どもは抽象的な言葉で考えることが苦手であり、「静かに」「うるさいよ」「小さな声で」といったことがわかりにくいものです。4歳の男児は、レストランで食事をするとき、周りを気にせず大声で話したり、飛行機の中で同じように大声で話したり、声の調整が苦手でした。「静かに」と教えると一時は効果があるものの、すぐに大声に戻る状態です。字も読めるため、下のようにイラストと文字で教えました。

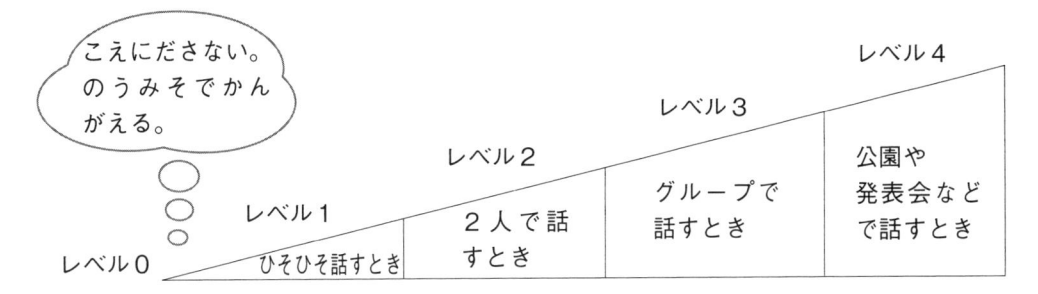

図6-1　声の大きさの表

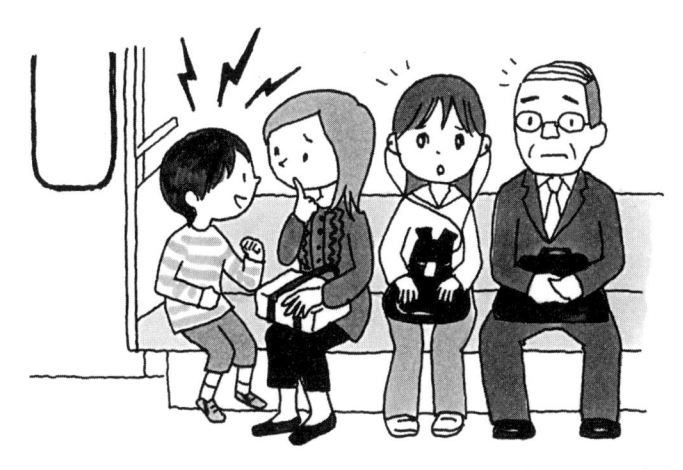

　声のレベルを理解してからは、レストランでは2の声で話しましょうと教え、それができるようになりました。

　自閉症の子どもは、抽象的な概念で考えることが苦手です。声の大きさも大小の概念の1つであり、あるときは、「小さい声で話しなさい」と言われ、あるときには「もう少し大きい声で話しなさい」と言われると、自閉症の子どもたちは一体どっちで話したらいいの？　と混乱します。そこで、支援の方法として、概念的なもの（目で見えないもの）を見えるように視覚化して示すことで意味がわかるようになります。たとえば、病院の待合室では1の声で、発表のときは3の声でと具体的に教える方法が子どもにはとてもわかりやすく効果があります。

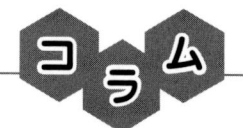

コラム　いたずらが多くて困ります

　3歳の男児は、母親のすきを見ては化粧水をこぼしたり、化粧水を取り上げるとジュースをばらまくといういたずらが頻繁でした。この例では、「やってはダメ」を教える代わりに「何をしたらよいか」を教えました。

①化粧水やジュースをこぼしても、本人を怒ったり、「そんなことしたら、だめ」と諭したりしない。何の反応もしないで黙って片付ける。
②母親と過ごす時間を視覚的に示した。スケジュールを使って、いつ母親と遊ぶ時間があるかを教えた。スケジュールの中におかあさんタイムを入れて（母子で遊んでいる場面を写真カードにしてスケジュールボードに貼って示した）、その時間は母親とゲームをしたり、本人と2人で過ごす時間にした。

　その結果、ジュースをこぼしても母親が反応しないこと（母親の我慢が必要でした）に戸惑いながらも、いたずら自体はなくなり、また、おかあさんタイムを楽しんで、次はいつできるのか、何があるのかを心待ちにするようになりました。

　自閉症の子どものいたずらは、その行為自体を楽しんでいるわけではありません。この子どもでは、いたずらをしたときの大人の反応を楽しんでいました。子どもがジュースをこぼしたとき、「ワーまたやったの！　だめって言ったでしょう！」と言ってしまい、こぼれたジュースを慌てて拭く。この大人の対応は子どもにとっては予測した通りのいつもと同じ反応であり、自閉症の子どもはいつも通りが大好きです。同じであることはとても落ち着きます。このように考えると、大人はいたずらに対して安易に反応することに気をつける必要があります。一方で、発達段階から見れば、大人の行動に興味をもち始めた時期（行動の芽生え）です。芽生えてきたスキルには積極的にかかわって支援をしていきます。上の例では、芽生えてきた母親との関係を積極的に活用し、一緒に遊ぶという活動を視覚化して示し、楽しめるように配慮しました。

第6章　多動・癇しゃく（パニック）・感覚過敏・こだわりの指導

Q3　癇しゃくが強く泣き叫びます。

癇しゃくは思うようにならないときや、不満や怒りの表現として起こり、早ければ1歳前から始まり、中には「生まれたときから怒っていた」と述べる家族もあります。多くは子どもの我が強くなる2歳前後に目立ってきます。子どもによっても違いがあり、不満があっても癇しゃくを起こさず穏やかなタイプの子どもや、不満を外に表現できない子どももあり、そのような場合には泣きやすさや指しゃぶりなどの形をとります。

癇しゃくに繋がる要因

- 元々癇しゃくを起こしやすい。思うようにならないと不満や怒りが起こる。
- おもちゃでうまく遊べず、癇しゃくに繋がる。
- 不満や怒りを訴える方法をもたない（コミュニケーションの困難さ）。
- 声かけ（「○○はダメ」「あとで」など）が理解できず、癇しゃくに繋がる。
- 感覚の過敏さがあり不快を感じやすい（帽子がイヤ、熱い食べ物や味がイヤ・暑さが苦手など）（事例31、32を参照してください）。
- 自分のやり方へのこだわりが強く、それがかなわないとき怒りや癇しゃくになる。
- 生活の中で癇しゃくを起こさせる要因がある。たとえば、きょうだいの誕生で親がかまってやれない、きょうだいが遊びの邪魔をする、環境が落ち着かない。

こんな事例 31

●生活のさまざまな場面で癇しゃくを起こす3歳男児●

0歳から毎日のように癇しゃくを起こすようになった。きっかけは、おもちゃが壊れた・エンピツが折れた・ビデオが終わった・好きなショッピングセンターの前を車で通り過ぎた・いたずらを祖父に叱られた・くつが濡れたなどで、癇しゃくの強さに家族が困惑した。家族で話し合い、いたずらをしそうな食卓の物を片付け、子どもが困りそうな場面で大人が寄り添ってそっと手助けするようにした結果、癇しゃくが減少した。

二次的に癇しゃくを強めている場合

これまでの接し方の結果、癇しゃくが強化されていることがあります。たとえば、泣くのでやむなく食べ物を与えたり、買物要求に負けてしまい、結果的に子どもの行動を強化している場合です。親が子どもの行動に対して感情的になって叱ってしまうのも、かえっ

て癇しゃくを強める結果になります。

　ある子どもは、耳鼻科通院をとても嫌がるのをなだめるために、母がやむなくジュースを買い与えたところ、通院の際はいつもジュースを要求するようになり、それが通らないと癇しゃくを起こしました。医師と話し合い、泣き叫んでもジュースを与えない指導を3回繰り返した結果、癇しゃくが消失しました。これは家族がやむなくとった行動が子どもの行動を強化させた例です。

こんな事例 32

●過敏さと癇しゃくが薬の服用で減少した3歳女児●

　乳児期はおとなしかった。1歳6ヶ月頃から癇しゃくが目立ち、奇声がひどくなった。寝つきも悪く、朝起きも機嫌が悪い。保育園では恥ずかしがりで癇しゃくも起こさないが、家庭では我が強く、癇しゃくと噛み付きがある。感覚が過敏で、音がうるさい・食べ物が熱い・皮膚がかゆいなどの不快が癇しゃくの原因となる。養育困難が続くため、少量の服薬を開始し、癇しゃくと不機嫌が減少した。また、叔母が家に遊びにくるときは、同じような場面でも怒らずに生活できるため、叔母に協力してもらって家にきてもらう回数を増やし、そのことも癇しゃくを減らすのに効果があった。

　6歳になり自分の気持ちを言葉で表現するようになった女児は、幼稚園時代の癇しゃくをよく覚えていて、「粘土をすると手がベタベタしてイヤだった」「先生に言ったけど、先生は聞いてくれなかった」と述べました。言葉で気持ちを上手に伝えられないことが癇しゃくの原因だったことがわかります。

対処法について

環境を整える

　これは癇しゃくを起こすような外的な要因をできるだけ少なくすることです。癇しゃくを起こす状況を記録した結果、それに先立つ原因がわかり、それに沿って環境を整えて癇しゃくを減らした家族があります。たとえば、おもちゃ探しでいつも癇しゃくを起こしていた子どもでは、ミニカーを種類ごとにケースに分けて片付けるようにしたところ、探しやすくなって癇しゃくが随分と減りました。積木が倒れると怒って投げる子どもでは、つないで遊ぶ形のブロックに変えたところ投げる行動が減りました。いたずらをして祖父に叱られる子どもでは、食卓の上、テレビ台の上、仏壇などの子どもがいたずらする品物を必要なときだけ取り出して使うことに家族で決めた結果、いたずら絡みの癇しゃくは消失しました。

第6章　多動・癇しゃく（パニック）・感覚過敏・こだわりの指導

癇しゃくを強化しないこと

　癇しゃくを起こしたとき、それに注目しない・物を与えないという行動学習理論に基づく対処の原則です。「癇しゃくが激しくて放っておけない。つい与えてしまう」と家族はよく訴えますが、癇しゃくを起こした子どもを無視することは望ましくない行動を消去するための行動学習理論にもとづく方法です。子どもが泣きやんだら頭を撫でるといった望ましいかかわり方への転換ができるとよいでしょう。

ほかの行動へ転換する

　癇しゃくを放っておけない場合や、泣き叫びがひどくて無視できない場合、ほかの行動へ転換するか、または場面を転換するのも大事な方法です。一旦癇しゃくを起こすと、ほかの働きかけを受け入れないことも多いですが、お気に入りの遊びや遊具、または入浴などに誘うことで気持ちを転換できる場合も少なくないはずです。そのようなときのために、とっておきのおもちゃを（ほかの場所に保管して）用意している家族もあります。そのような場合はフワフワしたぬいぐるみや毛布など、感覚遊びに近い物が役にたちますが、特に小学生以降では、「癇しゃくやパニックを起こしたら〇〇を使う」といった関連づけが子ども自身にもわかり、自分から感覚グッズを求めるようになります。

タイム・アウト（time out）による転換

　望ましくない行動をした子どもをその場（部屋）から、その活動から一時的にほかの部屋や場所へ引き離す方法です。癇しゃくを起こして物を投げる子どもをその場（部屋）から引き離したり、テレビを見ているときに弟を叩いたらテレビを消して強化子（この場合は好きなテレビを見る行動）を取り上げることもタイム・アウトにあたります。その場から連れ出す方法は、たとえば学校でいたずらをした子どもが廊下に出されるという方法と同じであり、望ましくない行動を教える方法として、感情をまじえずに落ち着いて指導すれば家庭でも有用だと思います。タイム・アウトは数分間の短い時間で行います。

言葉で表現できるように手伝う方法

　ショッピングセンターの前を通ると癇しゃくを起こす子どもでは（92ページの例）、その場所が近付いたとき、「（ショッピングセンター）バイバイ」を教えることで、泣き顔になりながらも「バイバイ」を模倣し、（今日は行けない）と理解するようになりました。次の段階では、家を出る前に、「ショッピングセンター、バイバイ」と教えて子どもが予測を立てることを手伝いました。同じように、この子どもでは好きなビデオが終わる場面でも「バイバイ」の言語化が役立ちました。

　哺乳瓶にこだわり、それが貰えないと癇しゃくに繋がっていた子どもでは、「哺乳瓶は

オヤスミのとき」という言葉かけを繰り返したところ、「オヤスミのとき」と言って泣きながらも納得し、癇しゃくが消失しました。言葉の力が役に立った例です。

こだわりによる癇しゃく

　強いこだわりのために、毎日のように、しかもたびたび「絵を描いてほしい」と要求し、それが通らないと癇しゃくに繋がる子どもでは、母は現在の強いこだわりを受け入れるしかないと考えて、絵を描いてほしいという要求にできるだけ応じた結果、１年ぐらいのちに自分でも描けるようになって遊びの１つに発展しました。小学生になる現在は、余暇の時間に自分でマンガを描いて遊んだり、学校でも何かで努力したあとはごほうびに絵を描く時間を設けるようにしています。

癇しゃくの対処法としての「記録」の大切さ

　癇しゃく起こしの記録をつけてみると、その原因やきっかけがわかりやすくなる例がよく見られます。ある小学３年生は、母の些細と思われる言葉かけがきっかけで怒り出し、物を投げる・物を蹴る・弟に乱暴するなどの行動に発展しました。学校で友だち付き合いがうまくいかず、宿題も翌日の準備も言わなければしない状態です。記録をつけてみたところ、学校から帰ってゆっくりしたい様子のとき、母が宿題その他の声かけをしたとき、また、夜になって母が「いつするの？」と聞いたときに激しい怒りと癇しゃくがでることがわかりました。学校で支援を増やし、課題が達成できたら褒めてもらう方法が話し合われ、家庭でも癇しゃくの原因となる刺激を与えないように気をつけたところ、癇しゃくと乱暴が減少しました。

　定期的に外来受診される家族の中には、心配事の記録を持参され、その原因や対処について主治医と話し合うという家族もあります。子どもの成長の様子を互いに確認するための、医師にとっても貴重な時間です。

　『自閉症への親の支援──TEACCH入門』は、TEACCHプログラムの創始者であるエリック・ショプラーとそのスタッフが、自閉症のさまざまな行動問題に対する親や教師による実践を６年間にわたって集めたもので構成され、さまざまな例があって参考になります。ここでは癇しゃくに対処した１例を紹介します。

―――
＜泣き叫んで親を噛んだり叩いたりする女児＞
　娘のメアリーはほとんど言葉がないのですが、泣き叫んで私たちを噛んだり叩こうとするときは、たいてい私たちに何かを伝えようとしているのでした。昔は、どうしたいのか、直接いろいろ彼女に尋ねていました。しかし彼女はうまく私たちに伝えられずイライラやかんしゃくもますますエスカレートしていくばかりで、私も妻も混乱

するだけでした。最近は、メアリーが怒り出すと、私たちはまず彼女を座らせ「はい」「いいえ」で答えられる簡単な質問をします。たとえば、「何かイライラしたの？」「ベルトがきついの？」「鉛筆をなくしたの？」という感じです。彼女が何か込みいった返事ができるわけではありません。ただ、首をふって「はい」「いいえ」を表現するだけです。今では、私たちが彼女のことをもっとよく知ろうとしていることが彼女にもわかるようです。そして徐々に、私たちは彼女の思いを理解できるようになりました。怒っても、すぐに落ち着きを取り戻します。子どものかんしゃくに、長々としたお説教は必要ありません。[E・ショプラー編著　田川元康監訳　梅永雄二・新澤伸子・安倍陽子・中山清司（訳）『自閉症への親の支援――TEACCH入門』（黎明書房　2003年）より]

　著者たちはこの例について、「子どもの父親は、娘の攻撃行動をコミュニケーションの素朴な表現の形態ととらえ、叱ったり罰を与えることで問題をエスカレートさせるという事態を避け、子どもが何をやりたいのかを理解することに専念した。また、長々しい会話ではなく、自分たちの言葉を簡単でわかりやすくし、子どもの要求に単純に答えられるように場面を構造化したことによって、彼女自身自分の要求を伝えることができるようになり、親子の不要な摩擦も避けることができるようになった」と解説しています。

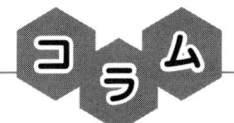

コラム　パニックの背景

　パニックは、早い段階では1・2歳代から見られます。誰かがおもちゃに手を出してそれが気に入らないといったきっかけで癇しゃくが起こり、いろいろ手を尽くしても1時間余りも泣き続けるようなときに、「パニック状態」と表現します。パニックは日本語でもそのまま使いますが、自閉症で使うときのパニックとは、感情の暴発が起こり、それを収拾できないといった意味あいで使います。癇しゃくとパニックを同義に使って区別しない本も多数あります。

　パニックが起こるときは、最初は些細なきっかけであっても、同じような不快な出来事があるとすぐに癇しゃくを起こし、パニックに発展するというように、いわば習慣化が見られます。

　学齢期や成人期ではパニックの原因はもっと複雑であり、「○○をしたかったのにできなかった」「○○をしたい。しかし、学校に間に合わなくなる」「したくないが、しなければ怒られる」といった葛藤状況（相反する2つの感情がある状態）や、友だちにいじめられてイヤな気持ちを我慢できない、または誰かに叱られたことを思い出して怖いといった複雑な感情を背景にパニックが起こるようになります。

　知的障害がないアスペルガー症候群の青年や成人でも、予想外の事態で混乱して対処

できなくなったとき、本人は「まったくのパニック状態だった」といった表現をします。知的障害の有無によって、同じパニックでもきっかけや背景の違いがありますが、＜予想と違うと混乱する、切り替えができない、不安や感情の暴発が起きやすい＞といった点は共通しているようです。

こんな事例 33

●朝の支度がうまくいかずパニックになる小学3年女児●

朝起きの機嫌が悪く、支度に時間がかかる。特に学校への持ち物が多い月曜日や、天気が悪くカサが必要になる日、宿題の提出物がある日は着替えのボタンかけやくつ下履きがうまくいかず、「もうできない！　今日は遅刻だ！」と騒ぎだし、収拾がつかずパニックになってしまう。親から見れば慌てるのでうまくいかないのだが、母が言葉をかけると一層悪化する。

このような事情による遅刻が続いたため、学校と話し合って本人の負担を減らすことになり、宿題の量を本人が「できた」と納得する量に減らすこと、ボタンかけとくつ下履きの際は、手先の苦手さに配慮して、一度でうまくいかないときは「手伝ってください」のカードを母に渡して一部を手伝う方法をとることになった。少しの失敗でパニックになることが減り、朝の登校状態が改善した。

こんな事例 34

●いじめられを思い出してパニックになる小学6年男児●

小学校3年生のときいじめられ、登校を嫌がるようになり、家族への暴力とパニックが始まった。周りから見れば些細なことに怒り、物投げや妹への暴力などの興奮状態が収まらず、やむなく仕事中の父を呼び出すこともあった。

母が翌日の準備をうながしただけで暴発したり、学校で教師に注意されると家に帰った途端に「あいつが悪い！」と教師を罵倒し、「あいつらのせいだ」と以前のいじめられのことを言い出してパニック状態となった。

学校では友だちを自分からつくれず、忘れ物などで注意されることが多く、学校が安心できる場所ではないことが背景にあった。特別支援学級を併用して無理のない学校生活を組み立てた結果、パニックを起こすことが減少した。

このように、いじめられや、学校不適応を背景にパニックが起きていることがあります。パニックの直接のきっかけだけでなく、背景についても検討して対処する必要があります。

Q4 感覚過敏があり、怖がりです。

　自閉症の子どもの感覚過敏は、聴覚・味覚・皮膚の触覚・視覚・身体の運動感覚などの多面にわたります。子どもによって1つだけのこともあり、併せ持つ場合もあります。感覚の過敏さは、早期から家族に気付かれる場合もあり、また、子どもが言葉で表現するようになって初めて周りがそのことに気がつくという例までさまざまです。よく見られる感覚過敏と怖がりの表現は以下の通りです。

聴覚過敏

　小さな音でも目を覚ます・音に驚いて泣き出す・大きな音を怖がる（スーパーの音楽を嫌って入れない・トイレの水洗の音やジェットタオルを怖がる・音楽の時間を嫌がる※・カミナリや花火を怖がる、ピストルを怖がる）・友だちの声や教室の騒がしさに耳塞ぎをする。

味覚や嗅覚の過敏さ

　離乳食を受け付けない・偏食が強い・無理に食べさせると吐く・特定のメーカーの味だけに偏り、ほかを受け付けない・給食を食べない。匂いに反応しやすい。

皮膚の触覚過敏性

　皮膚に触られるのをとても嫌う・普通の温度の風呂を嫌う・シャワーを嫌う、裸足で歩けない・靴下や帽子を嫌う・手をつなぐのを嫌うなど。

視覚の過敏さ

　光に対して眩しがる・横目使いをする・部屋を真っ暗にしないと眠れない（反対に部屋が暗いと眠れない）など。

身体運動感覚

　揺れる遊具を怖がる（反対に揺れる感覚を好む）・高い所やエレベーターを怖がるなど。

そのほかの怖がり

　着ぐるみやオニなど、異様なものへの怖がり。鳥・イヌ・ネコ・虫など、接近するものへの怖がり。人形や人の目に対する怖がり。
　怖がりの強い子どもではイヌや鳥を怖がって道路に飛び出すためにかえって危ないと

いった問題も起きます。

　（※自閉症の子どもが持つ感覚過敏は、単に大きな音を嫌うという単純な特徴ではないようです。斉唱の練習で声が不揃いであることを嫌がり、声が揃ってくると安心する子どもの例や、絶対音感をもつ子ども、クラシック音楽やピアノ練習を好む例など、聴覚的鋭敏さでもあるようです。）

対処法

　まずは、子どもの感覚特性の状態をよく把握し、それに合わせて少しずつ苦手な感覚に慣れていくようにすることが基本です。感覚の過敏さは、生理的にもっている特徴であり、それを軽減させるには何年も要したり、または成人期になっても相変わらず過敏さを持ち続け、それに苦しむという場合も少なくありません。

　皮膚の過敏さを持つ人では、毛糸の衣類が全く着られない人や、身体を締め付ける下着や衣類を受け付けない人・ネックレスやイヤリングができない人・外出時は必ずサングラスやヘッドホンで光や音を和らげるという人たちも多数です。最近では、幼児期からヘッドホンを付けたり、外出先やレストラン・買物先などを子どもの感覚に合わせて選択するという例もたびたび見られ、このような工夫も環境の調整という意味で大事な点です。

　注射嫌いの子どもでは、予め受診の手順書を作り、注射の後ではごほうびという形で受診への抵抗を少しでも和らげ、苦手な注射を経験させるといった方法がよくとられます。激しい注射嫌いも学齢期に入るとだいぶ収まり、皆と一緒に予防接種ができたという報告もよく聞くものです。

イヤホン・イヤーマフの使用

　聴覚過敏があり、イヤーマフがあることで落ち着いて過ごせる子どもでは、家庭でも遊びに集中したいときや落ち着いて過ごしたいというときに役にたちます。

　運動会のピストルの破裂音が苦手で、泣き出して運動会に全く参加できなかったという子どものために、ピストルを旗に変えたり、電子ピストルに変更して対処する学校が増えました。「(不快な音に)慣れることも大事」と言われた時代に比べて、自閉症の特性の理解は少しずつ進みました。

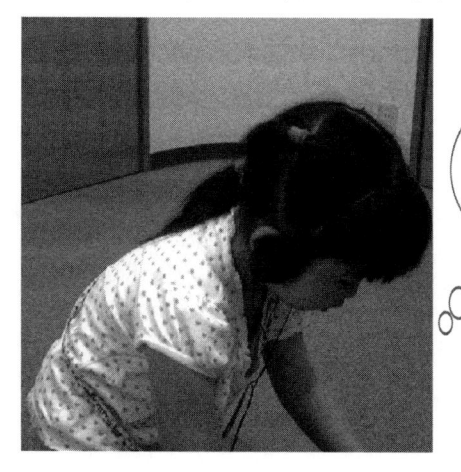

イヤーマフがあると落ち着くんだよ

第6章　多動・癇しゃく（パニック）・感覚過敏・こだわりの指導

Q5　自分が決めたことにこだわります。

　ある4歳男児は、自分で「○○を買う」と決めてマイルールを作り、"買い物先で必ずりんごを買う"というこだわりを持ち、買わないと癇しゃくを起こします。家族は、「こうするんだと決めている。どこかでこうするんだとインプットしているようだ」と述べました。このようなとき、一番大変なのはマイルールに縛られている子ども本人です。そこで、新しいルールを教えます。この場合は視覚的に、具体的に「買い物リスト」という視覚支援の方法を使いました。買い物の前に買い物リストでチェックすることも教えました。

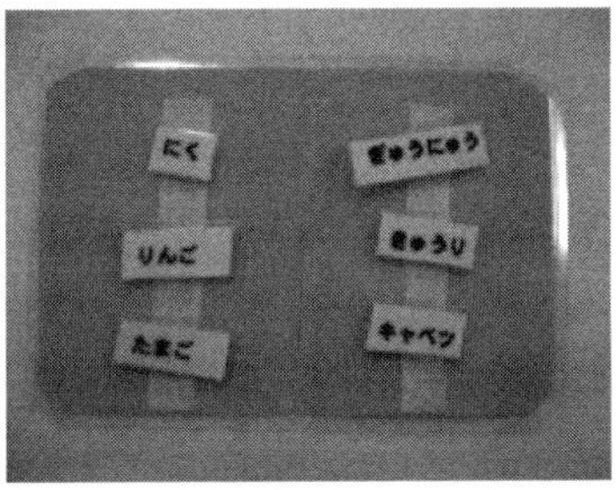

指導法：買い物リストを作成し、リスト通りの買い物をする。
　　　　りんごがリストにあるときは買う。ないときは買わない。

結　果：1回目はりんごをリストに入れて、母親と買い物をリスト通りに実施。
　　　　2回目はりんごなしのリストで買い物を母親と実施。
　　　　1回目2回目とも買物リストに従って買い物ができた。そこで、買物の際はいつも買物リストを持参することになった。

図6-2　買い物リスト（4歳男児）

　これは、原因を分析するというよりも、望ましい行動を「こうすればいいんだよ」という形で提示する方法です。

1番にこだわる子ども

　自閉症の多くの人たちは白か黒かで物事を判断します。3歳の男児は、保育室からサーキットルームに移動するときの順番にこだわり、1番につかないとほかの子どもと喧嘩になっていました。
　順番表を作り、2つの部屋の移動の際に、1番も2番も5番もあることを練習し、何回かの繰り返しの結果、まったく混乱することもなく1番でも4番でも移動ができるようになりました。同じやり方で、家庭では玄関から車に乗る順番を練習しました。これもよく理解し、1番に乗れないときにみんなを家に戻して、最初からやり直さないと出発できなかったことが解決しました。

「1番にすること」にこだわる子どもでは、1番がいいことだとどこかで学んでいます。私たちがどこかで教えていることが多いのです。たとえば、「やった〜1番だね」「すご〜い！」など、日頃の生活の中で言っている言葉から、あるいはテレビやビデオから学んでいるはずです。そこで、1番にこだわらなくてもよいことを具体的に教えます。その際に言葉だけでなく、エリアを写真で示し、子どもの顔や順番も視覚的にわかるように示すことが大事です。この方法をいくつかの場面で経験することにより、順番への思い込みが消失しました。

変更の教え方

3歳の男児は来客が家に上がることを嫌がり、バイバイと何回も言って玄関に押し出すため困っていました。

来客のために、家の中の状況が、本人が思っているいつもの状態と違うので、どうして？と混乱している状況です。同じような状況は家族内の変化でも起こり、家族が何かの都合で在宅すると機嫌が悪く、ある日、父親が病気で昼間ずっと家にいたときは混乱してパニックになりました。

これは、想像力やイマジネーションの障害といわれるものにあたり、自分の馴染んでいるパターン以外の受け入れや変更ができない状態です。そこで、家族の移動図を作成し、家族が出かける時はその人の写真を家から行き先（会社や通園施設）に移動し、帰ってきたら行き先から家に写真を移動するようにしました。来客の時も、お客のカードを家に貼ることにより、予め情報がわかり、上記の心配もなくなりました。

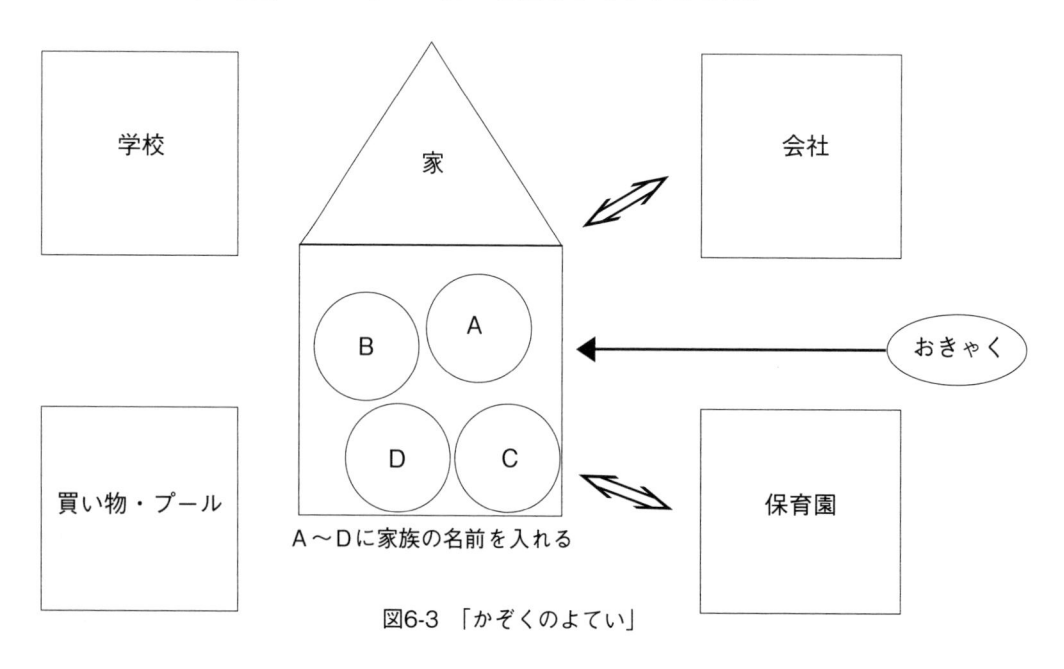

図6-3 「かぞくのよてい」

第6章　多動・癇しゃく（パニック）・感覚過敏・こだわりの指導

Q6　何かが気に入るとそればかり要求します。

　自閉症の子どもでは、興味のあることには強いアテンション（注目）をあてます。それは強みにもなります。4歳の男児では、保育園の帰りにマンホールの形と数が気になって車になかなか乗れない日が続いていました。車の置き場所によってマンホールの形と数が違うのが気になっていました。

対処法：車に乗るまでの手順書を作り、この手順書を帰りの靴箱で手渡しました。
　　　　（実際の手順書は、下の写真のほかに車の位置やその他を含んでいます）

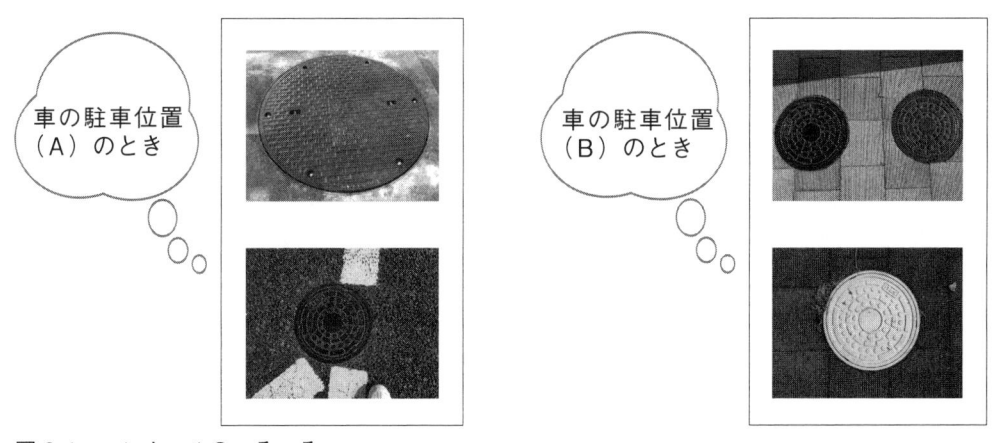

（車の駐車位置（A）のとき）

（車の駐車位置（B）のとき）

図6-4　マンホールのいろいろ

結　果：手順書を確認しながら、マンホールも確認しながら、スムーズに車に乗れるようになりました。つまり、マンホールだけでなく、車に行き着くまでのいろいろなことを手順書で示すことで、こだわりがとれました。

解　説：自閉症の人たちの特徴の1つに、アテンションの問題があり、これはペンライトの例で説明されます。

　自閉症スペクトラムの人たちはペンライトを絞って見ています。
　1つの物に強い光が当たっていてとてもクリアーに見えています。
　そうでない人はペンライトを広くあてて見ています。
　幅広い情報は見ていますが、ぼんやりした情報のことが多いです。

自閉症の人が、気に入るとそればかり毎日のように要求するのは、そのことに強い光が当たっているからです。そこで、いま何をするかの情報を彼らが理解しやすい視覚情報で提供します。アテンションの強さは、支援するときに活用することができます。好きなことや好きな物があるということは実は強みでもあります。
　ここで使った手順書は、マンホールという強い光が当たっているものを利用して、それをチェックしながら車に乗ることを視覚的に教えました。
　一方で苦手なことをやるとき、「これが終わったら好きなことができるよ」と示すことで苦手なことが取り組みやすくなるという支援方法もあります。
　自閉症スペクトラム障害と定型発達の人たちの興味関心の度合いと、それによる意欲の差を研究した結果では、自閉症スペクトラムの人たちは、興味のあることは意欲的に取り組めるものの、そうでないことはなかなか意欲的に取り組めないことが示されました（興味の度合いによって意欲の度合いが急激に低下した）。これは自閉症の人たちの障害特性を表しています。自閉症の人たちは、そのような特性に合わせて支援が必要だということを示します。
　一方、興味のあることには強いアテンションをあて、それは強みになります。また興味のないことには意欲的に取り組むことが苦手であり、これらの2つの特性をうまく使うことが支援に繋がります。

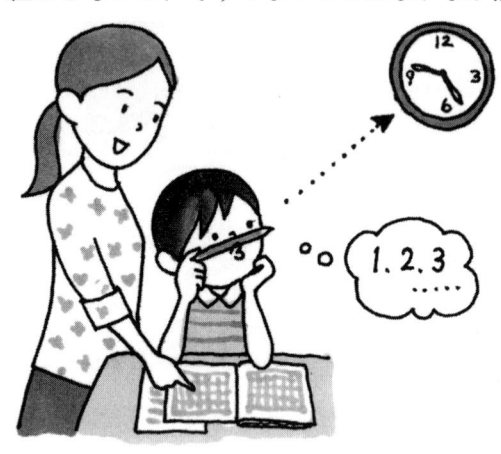

〈参考文献〉

E. ショプラー編著（田川元康監訳）『自閉症への親の支援——TEACCH入門』　黎明書房　2003年

内山登紀夫監修、諏訪利明・安倍陽子編『こんなとき、どうする？　発達障害のある子への支援（幼稚園・保育園)』　ミネルヴァ書房　2009年

内山登紀夫監修、諏訪利明・安倍陽子編『こんなとき、どうする？　発達障害のある子への支援（小学校)』　ミネルヴァ書房　2009年

マーチン・アイヴス、ネル・モンロ共著（寺田信一監訳、林恵津子訳）『自閉症スペクトラム児との暮らし方——英国自閉症協会の実践ガイド』　田研出版　2008年

第7章

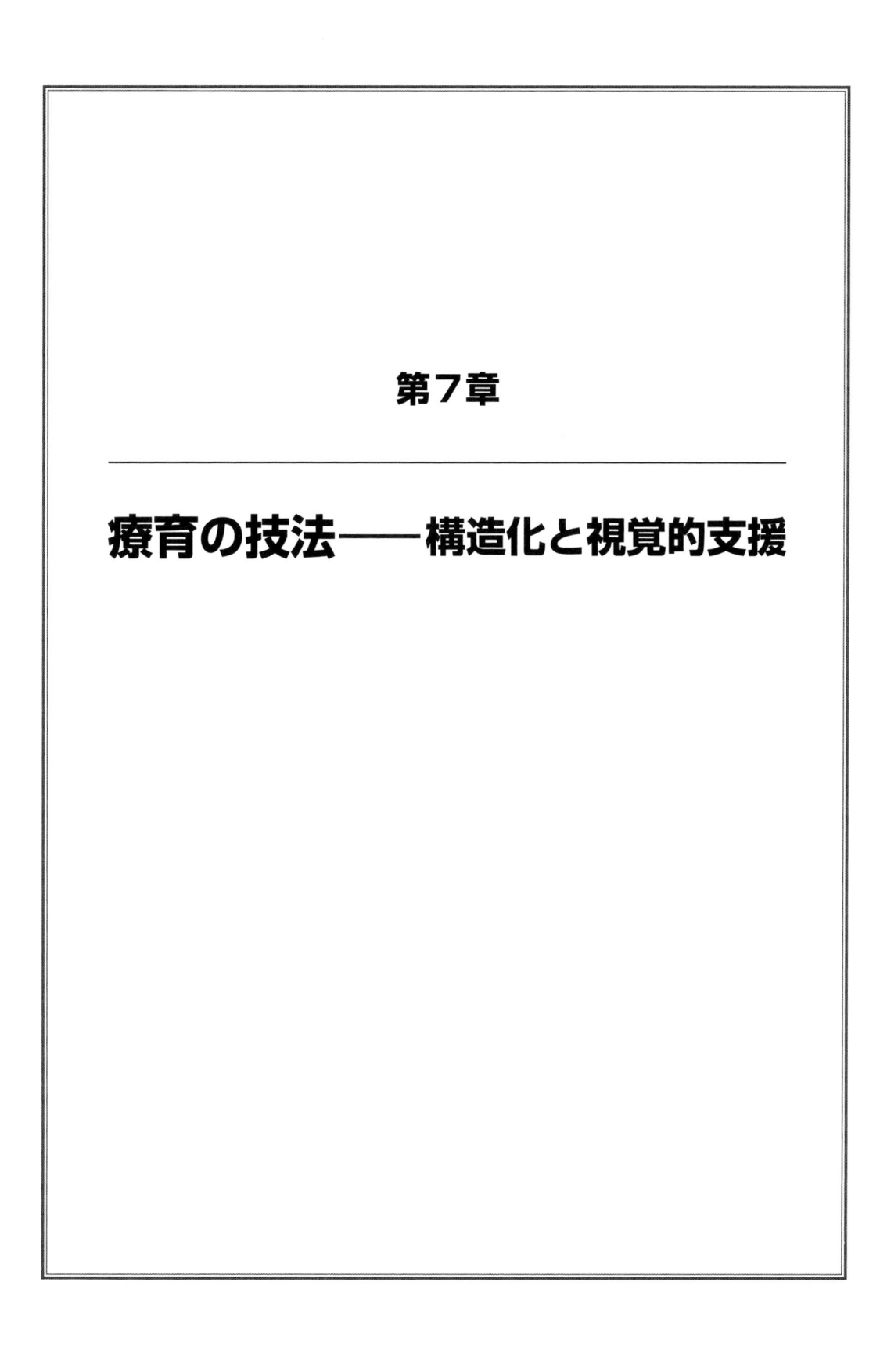

療育の技法──構造化と視覚的支援

Q1 構造化とは何ですか？

　構造化とは米国のノースカロライナ州が行うTEACCHプログラムの重要な支援アイディアの1つです。TEACCHプログラムは大学と州政府が共同で行う幼少から成人期までの生涯支援のプログラムであり、ノースカロライナ州以外ではできませんが、その理念や支援のアイディアは自閉症の支援の基本として世界各国で支持されるようになりました。

　構造化、厳密には、構造化された指導（structured teaching strategies）とは、自閉症の子どもが理解できるように環境を整えること、環境をわかりやすくすることを意味します。構造化によって子どもは、理解できないことによる不安が減り、学習しやすくなり、意味のある行動をとりやすくなります。

　我々の生活はいろいろな場面が構造化されています。たとえば、室内をわかりやすく配置する・物を整理し種類分けして置く・名前を貼る・道路に標識をつけるなど、生活のあらゆる場面で、屋外も道路も店舗も家庭も工夫されています。それがなければ安心した生活を送ることができません。

　自閉症の子どもでは、言葉で伝えたり、相手の言葉を理解することの障害を持ちますが（コミュニケーション障害）、一方で、目で見て理解する力、つまり視覚的認知は聴覚情報の認知よりも高く（視覚認知優位性）、また、パターン化されたものの記憶が強いという特性をもちます。

　構造化は、このような自閉症の特性に合わせて生み出された指導のアイディアであり、実際に子どもたちの理解や達成を援けることが実証されてきました。構造化された指導のもとで、子どもは意味を理解して課題を達成し、それによって成功感をもつことができ、自己効力感に繋がります。クリニック診療の際に行う最小限の構造化の場面でさえも（子どもの観察と評価のためにスケジュールやワークシステムを用います）、子どもは自立的に課題に取り組み、達成感をもつ様子がうかがわれ、家族も、「ここに来てワークをするのを楽しみにしています」と述べることがしばしばです。

　構造化には以下の4つの要素があります。

1．物理的構造化

　空間の構造化です。活動ごとに場所（エリア）を設定することで、そこが何をするところか理解しやすくなります。

　自閉症の子どもが目でみてわかるように、家具や間仕切りなどによって活動ごとにエリアを設定し、また、過剰な刺激を減らします。たとえば学習のエリアでは、屋外が見える窓の前や広すぎる机は注意を散漫にするため、図7-1のように課題に集中しやすいエリア

第7章 療育の技法——構造化と視覚的支援

を作ります。遊びのエリアが構造化されていれば、遊びの時間や自由時間を一人で好きなことをして過ごしたり、リラックスして過ごすことも可能になります。感覚過敏を持つ子どものストレスを軽減するコーナー（カームエリア）も子どもによっては欠かせません。

物理的構造化では、場所に標識をつけたり、そこで使用する道具を色分けして視覚的に補強することを含みます。

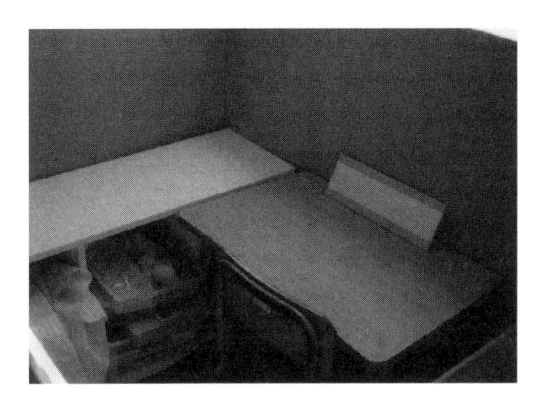

個別学習のエリア

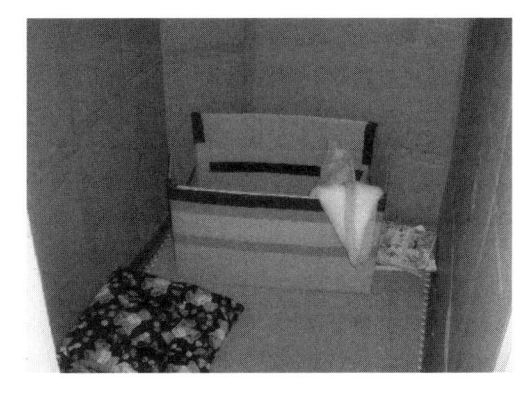

カームエリア
（箱の中で毛布にくるまると落ち着く）

図7-1　学校の特別支援学級の構造化の例

2．スケジュール

時間の構造化を意味します。次に何が起こるか、今日は何があるのかを示すものです。子どもの発達度に合わせて、活動の内容を実物や絵・写真・文字のいずれかで提示します。何があるかを理解できることで安心して過ごすことができ、また、変更があるときもスケジュールのうえで変更を伝える方が確実に伝わり、予定の変更による混乱が少なくなります。お気に入りの遊びにこだわり、いつまでもやめない、または切り替えができないというとき、スケジュールで次の活動を示すことによって、子ども自身がそれを理解（納得）して切り替えがスムーズにいくという例がよく見られます。これは、自閉症の子どもが持つ実行機能の弱さにも関連しています（40ページを参照してください）。行動が先へ進まないとき、「早くしなさい」「次は〇〇だよ」と声かけをして子どもが却って苛立つこともよく起こります。このような時、スケジュールは子どもが自分の力で次に何をするのかを理解する方法となります。

・スケジュールの種類：実物・写真・絵・文字カード。またはその組み合わせ。
・スケジュールの長さ：次の活動だけを示す、半日分、1日分など子どもの理解力に合わせる。
・スケジュールを必要とする場面：毎日の日課。運動会や遠足、見学旅行、卒業式な

ど、何をするのかイメージがもちにくく、子どもが不安をもちやすい活動や行事。
いろいろなスケジュールの使用例については、第5章Q4「スケジュールとは何ですか？」を参照してください（93ページ）。

3．ワークシステム

ワークシステムは課題への取り組み方を分かりやすく示す方法であり、自立活動（一人でする学習や作業）で用います。何をするのか、どれぐらいするか、いつ終わるか、終わったら次に何をするかの4つの要素を含みます。必要に応じて「これはどうするのですか？」と周りに聞きながら解決することが苦手である自閉症の子どもは、ワークシステムを使うことで自分の力で（自立的に）達成し、それは次の行動へのモチベーションともなります。自分の力で達成できること（その場に支援者がいなくても、または、一つひとつ指示されなくても自分の力でできること）は、将来の就業や社会生活の自立に繋がることを意味しており、TEACCHプログラムが重視する点です。ワークシステムの例は、第5章Q8図5-21を参照してください（104ページ）。

4．視覚的構造化

必要な情報に注目しやすいように、視覚的にわかりやすく伝えることを意味します。何をするのかが見てわかるように、指示書やジグ（できあがりの見本）を用いたり（視覚的指示）、ラベルやカラーをつけて注目すべき点を明確にします（視覚的明瞭化）。また、教材を種類ごとに分ける・完成品を入れるケースを用意する・左から右へ配置する・教材を1つにまとめる（一体化）などの方法は、課題をわかりやすくする方法です（視覚的組織化）。

一人ひとりに合わせた構造化

構造化は、子ども一人ひとりに合わせて組み立てる必要があります。さもなければ子どもに構造化を押し付ける結果になり、失敗や形骸化に繋がります。

構造化の目標を整理すると、1）生活しやすい環境を作る、2）わかりやすく場面設定する、3）見通しをもって行動できるようにする、4）わからないことによる混乱や不安を減らす、5）学習しやすい環境をつくる、6）言葉を多用しない（コミュニケーションの苦手さを補う）、7）指導を個別化する（一人ひとりの特性に合わせた配慮）ことであり、ときどき耳にするような「（構造化は）仕切りをつくること」といった表面的な理解とはかけ離れたものです。

構造化された指導は、家庭生活の中でも、成人後の社会生活においても、生涯にわたって必要な支援の基本ですが（特性は変わらないからです）、構造化して学習しやすい環境をつくった上で、何を指導していくかについては（言葉・遊び・教科学習・作業など）、

第7章　療育の技法——構造化と視覚的支援

個別の支援計画や個別の指導計画がその役割を担います。

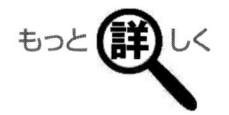

もっと詳しく 「構造化」はどのようにして生まれたのか？

　TEACCHとは Treatment and Education of Autistic and related Communication handicapped CHildrenの頭文字をとったものです。

　TEACCHプログラムの創始者であるエリック・ショプラーは、ノースカロライナ大学の大学院時代から（1960年代）自閉症の認知や行動の特性を研究し、その特性に合わせた構造化のアイディアを生みだしました。ショプラーが明らかにした自閉症の認知特性とは、CARSやPEP-Rの評価ツールに表現されるような自閉症の多面にわたる神経心理学的な特性を意味します。

　このような特性をもつ自閉症の子どもを指導するとき、定型発達の子どもを指導するようなやり方で教育しても効果が得られないこと、むしろ自閉症の特性を前提として、しかも自閉症の子どもがもつ得意な面を生かす方法として、環境を自閉症の子どもにわかるように整えるという「構造化」のアイディアが生まれたと考えられます。

　ショプラーが生み出した認知理論と構造化された指導は、それまでアメリカの精神医学界の主流であった精神分析に対するアンチテーゼでしたが（当時は自閉症の原因も精神分析理論が主流でした）、その理論と実践は高く評価されて、1972年に米国精神医学会の賞を受けました。初期の論文には「（指導プログラムの比較研究の結果）自閉児は比較的高い構造化に最もよく反応する。構造化されていない精神分析的遊戯療法は自閉児にとっては適切な治療法ではない」と記されています。研究のためのプログラムに参加した子どもは、コミュニケーションの改善が見られ、また、発達指数が改善しなかった子どもでは叫び声や自傷などの行動が消失しました。親が参加する発達療法プログラムの研究を通して、ショプラーは親が子どもの指導者として才能をもち、力を発揮することを指摘し、それは「親との協働」というTEACCHプログラムの理念の１つに繋がりました。

　ノースカロライナ大学TEACCH部のスタッフは毎年日本を訪問し、講演会や研修会も多数開催しています。日本ではTEACCHプログラム研究会があり、現在は全国の15道府県に支部があり、家族や療育関係者が集まって勉強会を開催します（TEACCHプログラム研究会のHP参照：http://www.teacchken.com/）。支部主催のミニトレーニングセミナーもあり、ある支部のセミナーに参加した受講生の感想を次のコラムに載せました。

英国が生み出した組織化された教育

　英国では親の会が1962年に組織されて英国自閉症協会を設立し、協会が運営する養護学校を全国につくるなど、活発な活動で世界をリードしてきました。児童精神科医ローナ・ウイングもそのメンバーです。英国では1960年代にすでに、定型発達の子どものための学校カリキュラムは自閉症の子どもには何の効果もなかったと論破し、組織化された教育の

必要性を指摘しています。これは、ショプラーと同じように極めて明確な指針です。
　一方、日本では、特性に合わせた構造化や組織された教育の普及は、現在も十分とはいえません。家族がその有用性を学び、構造化や視覚的支援を学校で受けたいと申し入れても、「言葉が通じるからいらない」「うちの学級では特別な指導はしない」と断られる例があり、現在も大きな問題を抱えています。

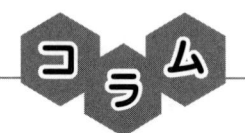

コラム　ミニセミ（ミニトレーニングセミナー）に参加して

　TEACCH研究会A支部のミニセミに参加しました。TEACCHの基礎的な知識と技術を専門の講師から学べる、講義と実習形式の2日間のセミナーです。協力してくれたAくんは、自閉症を持つ小学生男児です。
　実習前夜は、Aくんの事前資料に合わせて試行錯誤でした。高さ1.5mの段ボールを使い「遊ぶ」「一人で勉強」「先生と勉強」「おやつ」のエリアに分け、入口には厚紙で作ったスケジュールボードを配置しました。
　実習1日目は自閉症の特性や構造化などの基礎の講義のあと、参加者がそれぞれ作成して持ち寄った自立学習の教材を検討してもらいます。
　Aくんが緊張した面持ちで会場に到着し、実習室で遊びやおやつ、自立課題などをしながら観察と指導が始まりました。教材が自立学習に向いていないときは、講師のアドバイスを受けて、話し合いながら作り替えます。また、自立課題用に準備した縦の3段ボックスは、スムーズに手に取りやすいように横に倒した配置に変え、ワークシステムが左から右にスムーズに流れるように置き直しました。初めての場所で不安が強く一人で遊ぶのに抵抗があったので、仕切りを増やし「先生と遊ぶ部屋」のエリアを即座に作成。段ボールの仕切りだからこそ柔軟に対応できるのだなと感心しました。
　Aくんは言葉がたくさん出るものの、会話が一方的だったり、使い方を誤っているため、他者とのやり取りとして機能する言葉が少ないという特徴があります。そのため普段から、自分の要求があってもうまく伝えられず、学校では我慢してやり過ごし、そのための帰宅後の不安定さが続いていました。実習中も初めての場所で不安が強く、一人でスムーズに動けない様子が見られたため、スケジュール・カードに色をつけたり、お気に入りのキャラクターをつけたりすることで注目しやすくし、できるだけ一人で動けるように修正しました。このように構造化といっても、強固な壁を作ったり、高価な物品をそろえたりするものではありませんでした。縦になっていた棚を横にしたり、カードに色を付けて区別したり、右にあったものを左に変えたりすることで、自発的で自立的な行動を引き出したり、不安を緩和するのだなということがわかりました。
　2日目はAくんの緊張もゆるみ表情も柔らかになり、受講生にも慣れてきました。そのような中で、コミュニケーションサンプルをとります（86ページを参照してくださ

第7章　療育の技法——構造化と視覚的支援

い）。専用の用紙を用いて勉強やおやつなどのエリアにおいてAくんが自発的に出した言葉、動作などを細かく観察・記録し、内容を分析。その結果からグループで話し合って目標を導き出します。

　私たちはAくんが「自立課題で先生にヘルプを出す」という目標を設定し、方法として＜一人で勉強する＞コーナーの壁に"わからないときは先生をよんでください"と書いた紙を貼りました。さらに自発的な言葉が出やすいように、同じピースを袋に入れる課題で、あるピースを不足させたのですが、Aくんはそれに気づいて本当は困っているのに、受講生を振り返り、何も言わず片づけてしまいました。言葉は少し出るのですが、自発的には出せない、コミュニケーションしようとする気持ちが弱いと判断しました。

　貼り紙の文章を、"せんせい、たりません、といいます"と書き換えると、今度は「せんせい、たりません！」と自発的に言うことができました。

　自閉症の子どもとコミュニケーションをとるとき、支援する側の思い込みで、このくらいの言葉ならわかってもらえると考えて実施しても、うまくいかないときがあります。すこしずつでも再構造化を重ねてその子どもに合った方法や表現に変えていくことが大切だと実感しました。

　このようにAくんが要求を発信すれば叶えられるのだという経験を重ねて成長すれば、彼の世界も今より広がり、もっと楽しいものとなるのではないでしょうか。また、支援する側もそのような目に見える効果や成長が本当にうれしく、やりがいがあるものです。わからないことを人に聞くことや、不安を訴えたり解決したりする方法をもっていないことは、生活していくのにとても大変なことです。小さいころからそれぞれの子どもに合った方法で、自立的なコミュニケーションを学んでいくことは重要です。そのために、支援する側がその子どもの評価や分析をし、構造化→実施→再構造化→実施と何度も繰り返し、その子どもに合った学びやすい環境を細やかな配慮で柔軟な対応で整えてあげることが大切だと、この実習を通して学びました。

　協力児として参加されたAくんとその家族、そしてたくさんの裏方の協力に深く感謝します。

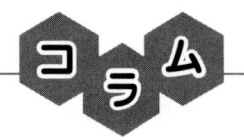

コラム　アメリカで見たこと
ノースカロライナ州 TEACCH センター訪問記（2010年6月）

　米国ノースカロライナ州にあるノースカロライナ大学TEACCH部と州内の9つのTEACCHセンターは、イギリス自閉症協会（NAS）のセンターおよび関連施設と並んで、自閉症の診断と支援に関しては世界的に評価の高い施設です。そのセンターを訪問して日頃の臨床の課題を考えるヒントを得たい――こんな希望が叶い、5月にTEACCHセンターの1つを訪問しました。

　ノースカロライナは米国東部にあり、日本とは時差13時間、温暖な気候で街には緑があふれ、タイサンボクやネムノキが満開でした。

　フルアセスメント・半日のアセスメント（shorter assessment）、評価会議、家族向けフォーラム、学校の自閉症クラス訪問とグループホーム見学、とびっしりのスケジュールを組んでもらい、いろいろなことを学びました。

　TEACCHセンターは70万の都市に1ヶ所だけで、ディレクター1名と4名のセラピストが州政府の建物の一角に同居する小ぢんまりとした施設です。

　各地域のTEACCHセンターは、ノースカロライナ大学のTEACCH部が築いてきた自閉症に関する診断評価と支援を実践する場であり、その様子を体験してみると、診断評価の徹底ぶりがよくわかりました。

　フルアセスメントの日は、朝8時にカンファレンスが始まり、生育歴と家族に対するアンケートの結果や関連機関からのデータを話し合い、それをもとに午前と午後にわたる1日がかりの評価を行います。昼休みもランチを取りながらカンファレンスの時間にあて、午後の評価のあとで家族および本人に診断の結果と今後の支援の受け方を助言し、5時に業務を終えます。別の日にほぼ15ページの報告書が家族あてに作成されて送付されます。

　こうした徹底ぶりのため、ノースカロライナでは「TEACCHセンターが自閉症と診断したら間違いなく自閉症だ」と言われるそうですが、その一方で、直接にどこかの機関や学校を紹介したり、紹介の文書を書いたりのサービスは一切行わず、質の高いサービスに徹底している点が羨ましくもあり、一方で家族が繰り返し相談をする場でもない点も明らかです。この点は以前に訪問した英国自閉症協会の診断センターも同じでした。

　評価に際しては日本でもよく用いるCARSと、ADOSの両方を軸に、合い間に必要に応じてPEP-IIIや心の理論、Vineland社会評価尺度、社会常識テストなどを織り込み、当事者をリラックスさせ、慰めたり和ませたり、一緒におやつを取ったりしながらの長丁場の評価が特徴です。その様子を見ながら私もCARSとADOSを付けてみましたが、センターのスタッフの点数の方が低い項目がいくつもありました。TEACCHでは決して自閉症を高く見積もるわけでなく、見かけ上自閉症の特徴が高いように見えても（たとえば学校で不適応を起こしていても）、それは支援不足の結果であることを時間をかけて正しく評価していることが十分にうかがえました。

表面に表れている行動や状態像から、元々の特性と、子どもを取り巻く環境要因の影響を見極めることは臨床の中でも最も難しく、大事な点です。まずは特性を十分に知ること、子どものもつ得意さと苦手さの両面を知ることで、必要な支援が導き出されるという姿勢の徹底ぶりを感じました。

TEACCHセンターを訪れる子どもや大人は自閉症を疑われてすぐにセンターへ紹介されるわけではありません。センターで行われる評価は時間がかかるだけに年間160人から200人であり、待機期間も半年から1年です。自閉症が典型的であり、診断上の問題が少ない例や、そこまで詳細な評価を望まないケースでは、地元の小児神経科医や児童精神科医その他で診断を受け、何らかの支援に繋がる例の方が多いことになります。

TEACCHセンターが存在しても、二次障害のケースは皆無ではありません。自閉症が早期に診断され、その特性に合わせて構造化された指導を一貫して受ける子どもたちは、良い適応や就業状態にありますが、すべての子どもや大人がその恩恵にあずかれるわけではなく、それはTEACCHの組織としての大きさや発足の歴史に関連しているようです。また、どの時期に診断を受けるかは、自閉症スペクトラムの中のタイプにもよります。

診断・評価と家族への助言

フルアセスメントを受けた青年は20歳にして初めてTEACCHセンターを訪れたケースでした。知能が高く、それだけに学校では大きな問題がなく過ごしてきたために、診断の機会がなく今日に至り、現在では大学の講義も1日1時間受けるだけで、パソコンとゲーム中心の生活を送り、何事にも意欲がなく、ある機関ではうつ状態の診断を受けていました。評価中でも周りとのかかわりは受動的であり、会話はしばしば途絶え、私たちが日頃経験するような青年・成人期の初診の人たちと同じだと心が痛みました。

評価のあとのセンタースタッフの助言は、家族の希望に合わせて家庭内のスケジュール、大学でのスケジュールを含む支援、および卒業後に向けた就労支援についてであり、医療についても再度診断結果を伝えて治療の見直しを求めるように助言が行われました。あくまでも家族のニーズに合わせた助言であり、具体的に家族が何を選択し、行動するかについては個々の家族に任せる立場です。

カンファレンスの中では、この青年の自己認知の低さや自信喪失に対して、心理士が集まる機関の利用についても話し合われました。ここでも機能分担が明確に行われています。TEACCHセンターはそれらの関連機関への情報提供などの直接の関与はせず、情報収集に努め、家族への報告書の中で関連機関の利用を推奨します。

青年期の人たちでは、どのような職業が向いているか？　と質問されることが臨床の場でもよくあります。TEACCHセンターでは、何が向いているかを考えるよりも、何をしたいのか？　そのためのどんなチャンスがあるかによって就業が決まること、アクシデンタルな（偶発的）機会も含めてあらゆる可能性があり、それをTEACCHセンターが助言する立場にないという考えだと聞きました。

半日の評価を受ける小学生は、幼児期にTEACCHセンターで自閉症の診断を受けたものの、小学校では支援がなく、学校での離席や飛び出し・指示に従わない・勉強をまったくしないなどの問題のために、センターでの再診断を求められました。

このような例は、TEACCHセンターが診断し、その結果を詳細な文書にして送り、その後の支援について助言したつもりでも、結果が必ずしも生かされないことを示しています。その後の支援が軌道に乗らない例はノースカロライナでも多いのだと感じました。少年は診断評価の場面で見ると言葉や知能はわりあい高いものの、支援不足による二次的な障害の面が明らかであり、興味がないとのけぞったり、集中が途切れたり、学校状況がよくわかるような行動をセッションの中でもとりつづけました。
　スタッフはCARSとADOSに基づいて特性を再度評価し、カンファレンスでは支援についてあらゆる角度からの検討が行われました。

早期介入と家族フォーラム
　早期介入の1つのtoddler sessionは、診断を受けて間もない2歳の男児を、教師の経験があるセラピストが担当し、母子が公園で遊ぶ場面での介入(午前をかけて行う)に立ち会いました。自然の豊かな森の一角の公園は、幼児向けに柵も地面も遊具もすべてに安全の配慮がされ、そのような公園に近所の子どもたちが三々五々集まってきて子ども同士の交流が生まれ、それを援けながら母親に子どもへの接し方を助言する場面でした。おもちゃばかりに目がいって相手の子どもから取り上げてしまう子ども、それに戸惑う母親と周りの親たち。セラピストがいることで周りの大人たちが子どもを見る目も和らぎ、とても興味深いセッションでした。いろいろな意味で余裕がなければできない方法です。指導をうけたJくんは、家庭では次の行動(next one)を示す絵カードの練習を始めていました。
　家族フォーラムは、診断を受けた初期の子どもたちの家族のためのセッションであり、ノースカロライナ州自閉症協会についての案内や、TEACCHプログラムについての説明を含む講座と、初期の家庭指導ホームティーチングの講座の2つが連続して行われました。どちらも英語とスペイン語の2つを同時に並行して開催する点がいかにも多民族の国らしいやり方です。スタッフが複数の言語を話せる点も同様です。
　ホームティーチングの講座では、おもちゃに興味を示さない段階の子どもに、どのような遊びや教材を与えるかについて、ワーク(TEACCHプログラムで用いる課題)の実物を示しながら説明するセッションでした。このような家族フォーラムは重要でありながら医療の場ではなかなかできないサービスです。
　TEACCHセンターは評価診断を中心としながら、継続面接やFAX、email、電話による相談も行っています。いわば気がかりな症例に対する支援であり、症例数は多くないものの昼食をとりながらスタッフ間の意見交換が行われ、それもカンファレンスとして位置づけられます。成人アスペルガー症候群の人たちのグループセッションや、就労に向けての評価も少数例ながらセンターで行われます。

構造化された教室
　学校教育は支援の実践の場としてTEACCHが重視してきた場所です。幸いにも希望が叶って、TEACCHセンターがかつてコンサルテーションを行った学校を見学しました。現在は予算カットのためにTEACCHスタッフによる直接のコンサルテーションは廃止され、代わりに学校心理士が担当しています。 middle schoolのA校には自閉症の

第7章　療育の技法——構造化と視覚的支援

クラスがあり、16名の生徒を4名の教師と2名のアシスタントが担当し、言語・算数・ソーシャルの3クラスに分かれています。教室はどのスペースも機能別に（グループ学習、個別の学習など）、仕切られ、一人ずつ個別のスケジュールがあり、生徒たちはそれを見ながら、先生との1対1学習やグループ学習、一人での学習に取り組んでいました。Break roomには本棚と遊具、およびクッションが置かれ、休憩に入った生徒たちがクッションでくつろぎ、音楽の好きな生徒はヘッドホンを付けて楽しんでいました。

　重度の生徒が多いにもかかわらず、クラス内は静かで落ち着いており、教師の声かけも適切で整然とした印象をもちました。教材の工夫はもとより、黒板はsmart board（電子黒板）が採用されて生徒たちの興味を引きつけていました。You Tubeから最新のメキシコ湾の重油事故のニュースを取りだして興味を引きつけ、手作りのイラストを使って事故の原因をわかりやすくプレゼンテーションしたり、生徒自身もタッチパネルで答えを記入し参加します。smart boardはソーシャルと算数の2つのクラスで活用されていました。

　Peer tutor（通常学級からボランティアでやってくる生徒）が、体育の時間に自閉症の生徒を手伝う姿や、明るい言語療法士の存在も印象に残りました。

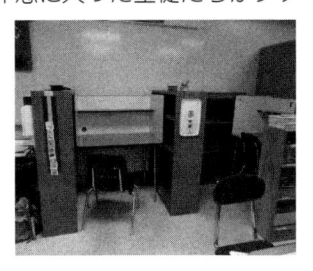

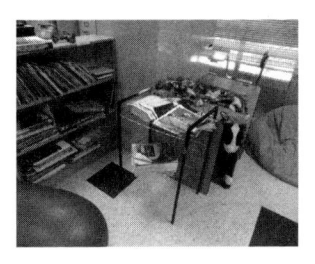

図7-2　個別のスケジュール（上）とBreak room（下）

言葉のハンディと寛容さ

　海外の旅はいつもハンディキャップ体験です。センター所在地はとりわけ移住者の多い土地柄であり、行く先々で、訛りの強い人たちに出会いました。そんな環境はハンディキャップにそれだけ寛容であり、相手の言葉を聞き取れずに pardon? と聞き返すことも日常的であるようです。言葉が通じないための努力は、日本のように単一民族に近い国とはそれだけ差があると思われます。店先ではどこも手順書らしきものが貼り付けられ、英語の不自由な従業員がいても、それを見れば同じような業務ができると感じたと同行した看護師が感想を述べました。自閉症の人たちにコミュニケーションの苦手さがあっても、支援があれば自立的行動を援けるという視点は、我々の文化よりずっと浸透しやすいのかもしれません。

　かつて英国自閉症協会を訪問して感じたのは自閉症の人たちに対するQuality of Lifeの追求でした。＜自閉症があっても豊かな人生が過ごせるように＞と、協会のスタッフは何度も話してくれました。今回のTEACCH訪問では、「自立的に行動できること」が自己実現や社会参加を可能にするという支援の理念を体験的に学んだように思います。構造化や視覚的支援のもつ意味を言葉の上でなく、身をもって感じる機会となりました。

　Have you any question? Any comment? と訪問者を励まし、温かく寛大だったスタッフの人たち、そして研修を援けてくださったT先生に深く感謝しつつ……。

Q2　視覚的支援とは何ですか？

　自閉症の子どもは言葉の表現と理解の両面に障害を持ち、しかも、コミュニケーションの意欲が弱いという特徴を持ちます。その一方、視覚的手がかりによる理解が優れています。たとえば次のような例があります。

- 「Aくん、おはよう」と声をかけても反応がなく、壁に掛かった時計の方を眺めている。ペグ挿しのワークを差し出すと、すぐに注目して自分で取り組み、色合わせもできた。
- 「おわりだよ。さようなら」と言っても視線を向けないが、さよならカード（絵付き）を手渡しすると、絵をじっと見た後で相手に視線を向け、自分からバイバイの手振りをしてイスを降りて部屋を出て行った。
- 雨用の長ぐつが気に入って毎日履きたがるが、「長ぐつ、はきません」の絵と文字、およびバツ印のカードを示したところ、普段のくつを履いた。
- 言葉で出された計算問題はできないが、プリントの上では足し算・引き算問題を解くことができる。

　このように言葉で伝わらないときでも、視覚的手がかりによって何をするのかを理解する子どもの例をいろいろな形で見ることができます。

　ある程度言葉で伝達できるようになっても、言葉だけでは十分に伝わらなかったり、伝えたつもりでも憶えていないということも起こります。知能が高い場合でも、言葉よりも文章で見た方が確実に理解できるという子どものために、大事なことは書いて伝える（言葉も添えて）と決めている家族もあります。

　このように視覚的情報処理の方が優れている特性を視覚認知優位性と呼び、視覚的に学習する人たち（visual learner）という言い方もします。

　視覚的支援（visual strategies）はこのような特性を活用した方法であり、TEACCHプログラムの構造化やスケジュール、ワークシステムにおいても視覚的支援が用いられます（但し、TEACCHプログラムは包括的プログラムであり、全体を視覚的支援とは呼びません）。

視覚的支援が有効である理由をまとめると

- 言葉だけでは通じない。言葉で伝えることができない。
- 「○○してはいけない」という文脈の意味がわからず、社会生活のルールを学習できない。わからないための癇しゃくやトラブルが起こりやすい。
- 視覚的支援によって何をするのか理解でき、また、要求できるので泣いたり癇しゃ

第7章　療育の技法――構造化と視覚的支援

くを起こしたりする行動の問題が少なくなる。

視覚的支援にはどんな方法があるか

これまでにいろいろな視覚的支援の方法が開発されてきました。

①絵や写真・文字のカードによるコミュニケーション：実際の例については、第5章Q3「絵カードは何のために使いますか？」を参照してください。下の左の写真（図7-3）は自分で好きなおもちゃを選ぶためのコミュニケーション・ボードです。言葉で要求できなくても、写真や絵で示すと選ぶことができ、そのやり取りの中で大人に視線を向けたり、笑顔が出たりという反応を引き出すことができます。

②スケジュール：視覚的支援の代表的なものの1つです。具体例については、第5章Q4「スケジュールとは何ですか？」を参照してください。

③手順書と行動のチェックリスト：行動の順序をイラストや写真で示します。はみがき・手洗い・着替え・入浴・くつ下をはく・パンツをはくなど、生活のあらゆる場面で役立ちます。手順書があると子どもの理解を援け、行動をより自立的にします。毎日の生活や通院などの場面をイラストにして掲載したCD付きの本があり、家族が手順書を作ることができます（142ページの参考文献を参照）。買い物リストの例は第6章Q5「自分が決めたことにこだわります」を参照してください。行動のチェックリストは登校準備や忘れ物のチェックに役に立ちます。

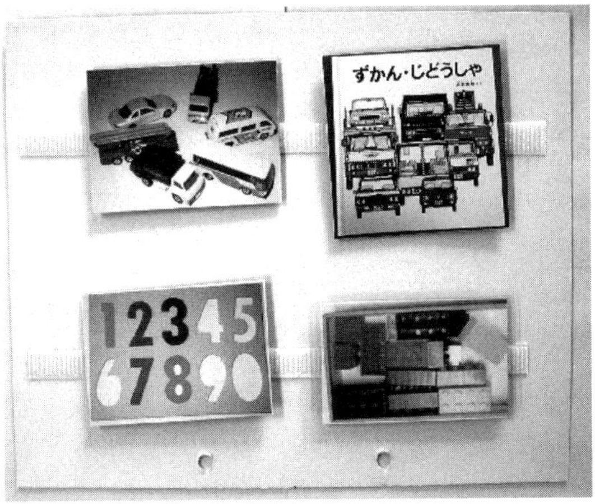

図7-3　コミュニケーション・ボード（おもちゃ用）

表7-1　朝のチェックリスト（小学2年）

チェック ✓	もっていく　もの	ちゅうい！
	ランドセル	
	きょうかしょ	じかんわりを　みる
	ノート	
	しゅくだい	
	ふでばこ	えんぴつ・あかえんぴつ・けしごむ
	はんかち・ちりがみ	
	たいいくふくセット	たいいくふく・ずぼん・あかしろぼうし
	きゅうしょくとうばんセット	エプロン・ぼうし・ふくろ

④リマインダーの使用：言葉を持っていても必要に応じて表現できない子どもでは、図7-4のような「せんせい、教えてください」のリマインダー（机の上に置くカード）が子どものコミュニケーション行動を援けます。リマインダーとは思い出すための補助具の意味であり、わかっているけれど必要に応じて表現できない子どもの発話を援けます。

　図7-5のリマインダーは、車に石を投げることが問題であった小学生の例です。子どもは登下校のときポケットに入れたリマインダーを確認し、石を拾っても「投げません」の言葉を使って自分をコントロールしました。

⑤情報共有具（インフォメーション・シェアラー）：学校でしたことを思い出して言葉で話すことができない子どもでは、その日の主な出来事が書かれた連絡帳や、子どもが学校で教師と一緒に書いた日記が、子どもとの会話を引き出すのに役にたちます。「きょう、何をしたの？」と聞いても答えられない場合でも、「体操教室した？　だれ先生とした？」といった話しかけの方がわかりやすくなります。

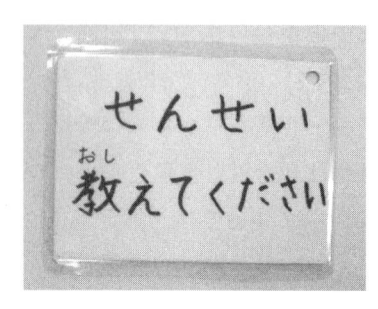

図7-4　文字のリマインダー

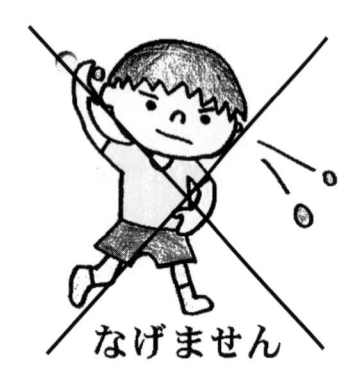

図7-5　絵と文字のリマインダー

コミック会話とソーシャルストーリー

　コミック会話とソーシャルストーリーは、ソーシャルな情報の理解を援けるためのすぐれた方法であり、どちらも米国のキャロル・グレイが開発しました。通常これらを視覚的支援法とは呼びませんが、自閉症の特性に合わせて、言葉よりもマンガや文字を活用する方法であり、ここで取り上げます。キャロル・グレイは元教師で、現在は州の教育コンサルトであり、2つの方法は自閉症の子どもたちの指導実践を通して開発されました。

　コミック会話は、簡単な絵（線画による人物）を描くことによって、コミュニケーションをわかりやすくする方法です。著者によれば、コミュニケーションの不可欠要素である、人はどう思っているのかということに注目した方法です。マンガの吹き出しに台詞を入れたり状況説明を加えたりして、そのシーンの背後にあるソーシャルな（社会的・対人的）情報の理解を援けます。何かのトラブルがあると自分から「コミック描いて」と要求するようになる子どももあり、ある母親は、コミックのおかげで、外で何があって泣いたのか、何でパニックになったのかわかるようになってわが子の理解が深まったと述べました。

第7章　療育の技法——構造化と視覚的支援

図7-6　Aくんのコミック会話

上級生に「早くこい、チビ」と言われ、家に帰って「チビじゃない。もう学校に行かない」と泣いたAくん。母はコミックを一緒に描くことでいきさつがわかり、左下の吹き出しを書いて上級生の気持ちを教えた。Aくんは「わかった」と答えて安心したようだった。コミック会話は目に見えない相手の気持ちの理解を援けた。

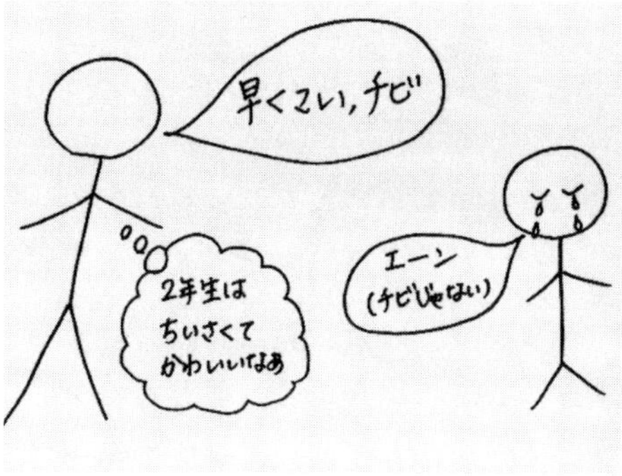

　ソーシャルストーリーは、ソーシャルな情報（社会的な情報や対人的情報）を文章にして正確に伝えようとする方法です。ソーシャルストーリーが有効な場面は、子どもがこれまでに経験したことのない出来事（たとえば初めて出会う避難訓練など）や期待される行動、または暗黙の了解などの目に見えない領域です。実際に適用してみると、子どもはこれまでわからなかったルールをよく理解し、落ち着いて行動できるという効果をもたらします。しかし、広く普及するようになった半面、創始者の意図とは異なり、問題行動を解消するためのストーリーが作られるなどの事情により、登録商標化され、正しく適用することが求められています。その判定基準が10項目あり、ガイドラインが示されています。

判定基準10項目：

①子どもに自信をもたせながら社交情報をわかりやすく、ていねいに伝えようとするもの。全体の少なくとも50％は達成したことを賞賛するもの。
②テーマをはっきりさせる導入部、詳しく説明する主部、情報を補強してまとめる結論部がある。
③子どもたちの疑問（５Ｗ１Ｈ）に答えるもの。
④１人称あるいは３人称の視点で書く。
⑤前向きな表現を用いる。
⑥必ず事実文を入れ、あとの５文型（見解文、協力文、指導文、肯定文、調整文）からは、１つあるいはいくつかを選択できる。
⑦ソーシャルストーリー™の公式に従って、指示よりも説明を多くする。
⑧読み手の子どもの特性と興味・関心に合わせた書式スタイルになっていて、しかも字義通り正確な表現にする。
⑨本文の意味を補強する写真やイラストを、挿入することもある。
⑩タイトルはソーシャルストーリー™の判定基準のすべてに適合させる。

　ソーシャルストーリーをいろいろな場面でつくり、それを束ねて、＜ソーシャルストー

リー：ぼくのやくそく帳>にしている例もあります。
　キャロル・グレイの本から１例を紹介します。

　　　　タイトル「みんなで分ける」
わたしのもっているものを、みんなに分けてあげることがあります。
みんなのものを、わたしが分けてもらうことがあります。
たいていの場合、分けあうというのは、大切なことです。
自分のものをだれかに分けてあげると、その人と友だちになれるかもしれません。だれかとものを分けあうと、なかよくなれそうな気がします。
みんなで分けあうのは、気もちのいいものです。
[キャロル・グレイ編著　服巻智子監訳　大阪自閉症研究会編訳　『ソーシャル・ストーリー・ブック【改訂版】──入門・文例集』（クリエイツかもがわ　2010年）より

　ある家族はテキストを見ながら次のようなソーシャルストーリーを作りました。

　　　　タイトル「すもうをみるとき」
たくさんの人たちが、スポーツをしたり見たりするのが好きです。
わたしも、スポーツの一つであるすもうを見るのが好きです。
スポーツには勝ち負けがあります。
すもうにも、勝ち負けがあります。
それは、ルールに従って強いか弱いかを競うのが、スポーツだからです。
たいていの人は応援しているチームや力士が勝つとうれしくて、負けるとがっかりします。
それでも、勝ち負けにこだわらないのが、正しいスポーツの楽しみ方です。これをスポーツマン精神と呼びます。
これは、良い考えです。
私も、勝ち負けにこだわらないで、すもうを見るようにやってみようと思います。

　上の例の小学４年生は、すもうを観る前にこのソーシャルストーリーを読むようにしたところ、好きな力士が負けても怒ったり騒いだりせず、落ち着いて観ることができました。このソーシャルストーリーは、ソーシャルストーリーズ日本語圏公認指導者である服巻智子先生の添削を受けました。

ソーシャル・スキル・アルバム

　これは米国のジェド・ベイカーによる視覚的支援の方法です。ソーシャル・スキルを学ぶために子ども自身が被写体となり、良い例と良くない例の2つの場面を対比させて、吹き出しにわかりやすい解説を加えて適切な社会的行動を習得させる方法です。子ども自身が被写体であるため興味をもちやすく、また、実際に起こる場面を取り上げて指導するという優れた方法の1つです。

その他の家族の工夫

　家族は支援についていろいろな場で勉強し、自分の子どもに実践を試みます。個性的な着眼や工夫に感動することもしばしばであり、2例を取り上げます（図7-7、7-8）。いずれも当初の「こまった行動」が解決しました。

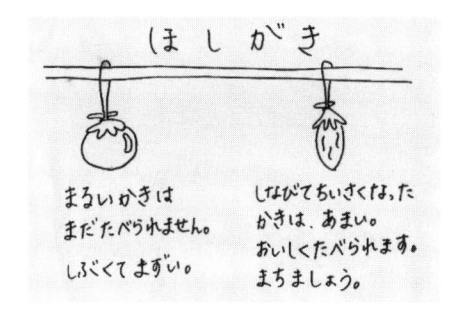

図7-7
柿を食べたいと聞きいれなかったので、母が上の絵を描いて理解を援けた。

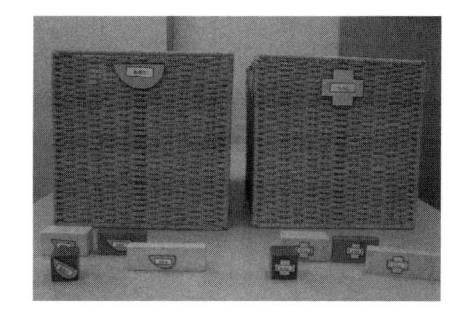

図7-8
おもちゃの取り合いでいつもケンカになるので、母が兄・妹それぞれのおもちゃとおもちゃ箱に名前を入れた。

Q3　ABAとはどんな技法ですか？

　応用行動分析（ABA：Applied Behavior Analysis）は、行動学習理論に基づいて、望ましい行動を教えていくために環境を系統的に操作しながら（行動にかかわる要因を変化させながら）、困った行動に対処したり、適切な行動の獲得を支援していく方法です。

　ある行動を学習するとき、望ましい行動としてそれを褒めたり報酬（ごほうび）を与えて強化すればその行動は学習され、反対に望ましくない行動を叱ったり無視したりすればその行動は消去されるという理論です。子どもたちは、言葉や行動を毎日の生活の中でこのようにして学んでいきます。通常のように、言葉で教えただけでは行動が身につかない自閉症の子どもでは、1つの行動を教えるのに根気がいり、それだけにABAによる行動の分析の仕方や段階的な指導はいろいろな場面で役に立つことを経験します。その対象とする範囲は、睡眠や食事・排泄などの身辺スキルから、言葉や遊びの指導・問題行動の指導まで広域にわたります。

　たとえば、くつを脱ぐ・くつを履くといった1つの動作においてさえ、＜座る・くつのかかとに手を置く・くつを引っ張って脱ぐ・…・もう片方のくつのかかとに手を置く・くつを引っ張って脱ぐ＞というように、いくつものステップがあり、分析をしながらスキルを定着させることを目指します。行動がなかなか身につかないという子どもでは、いろいろな場面で役に立つ指導法ですが、系統立った領域であるだけに、それなりの勉強をして実践することが望ましいでしょう。

ABAによるトイレット・トレーニング

　たとえば、トイレット・トレーニングでは次のような例があります。
　子どもを5分から10分ごとにトイレに連れて行き、うまくトイレ排尿ができれば、褒め言葉や好きなおやつ、あるいは好きな遊びでその行動を強化します（指導の前や指導中は排尿しやすいように飲み物をたくさん与えます）。
　⇒トイレの成功率が高くなったら強化子を段階的に減らします。
　⇒お漏らしが減るにつれて、トイレ誘導の間隔を15分→20分→30分と少しずつ長くします。この間に結果を記録し、次のステップの参考にします。
　このように、ABAを実践するには根気と毎日の繰り返しが必要ですが、同時に以下のような基本的な原則がとても大切です。

ABAにおける基本的な原則

　・強化の原則：望ましい行動は褒め言葉や好きなもの※によって強化され、望ましい行

動が増加する。ある行動を叱られたり嫌いなものを提示されると減少する。（※強化子や好子という）
- 子どもの行動を理解し指導するのにABC分析を用いる。A：事前のできごと（来客）→B：行動（奇声をあげる）→C：結果（後続条件）（お菓子をもらう）を分析し、Aを変えることで行動と結果を変える。例：子どもにわかる形で事前に予告する。
- スモールステップで少しずつ目標をあげていく。成功体験を積んで自信をもたせて達成を支援する。
- 強化は即時強化し（＝その場で褒める）、できるようになったらときどき褒める（＝間欠強化）方法へ移行する。
- トークン・エコノミー法による間欠強化。
- やってはいけない行動はトークンを減らす。
- 複雑な行動は、課題分析によって指導のステップを決める。
- プロンプト（行動を促すためのヒントや手助け）を与えて行動を促す。たとえば、声かけやモデリング、手を添えて促すなど。
- 指導の記録をつける。

トークン・エコノミー法について

　これは、望ましい行動が表れたとき、褒め言葉やお菓子を使ってその場で強化する代わりに、トークン（代用貨幣の意味）と呼ばれるスタンプやシールを使ってポイントを与え、そのポイントが貯まったら好きな活動や物と交換する方法です。

　この方法は、家庭でも学校でも、望ましい行動を習得させるためによく用います。家庭での指導例については、第3章Q3「朝の支度のときグズグズして進みません」（63ページ）を参照してください。学校では、授業中に、たとえば「教室から出て行く」行動を改善するために、教室にいるという行動を目標として、トークン・エコノミー法を用います。15分間教室にいる目標がクリアできたらシールをもらえるという方法で、シール5枚でカードと交換し、カードは本人の好きなものがもらえます。この方法は、叱って教えるのでなく、できたことを励ます方法であり、教師と子どもの関係が良くなるという利点をもたらします。

　一方、レスポンスコストは、望ましくない行動に対して減点する方法であり、直接叱ることを避けることができます。自分のとった行動との因果関係を理解できる子どもに対しては有効です。

家庭でのABA実施について

　ABAを家庭だけで行うには、かなりの努力を要すると思いますが、食事・着脱・排泄などの生活スキルを家庭で指導したり、動作の模倣や言語などを順次教えていくうえ

で、ABAの考え方や技法は随分と役に立つと思われます。発達障害の子どもをもつ家族が、ABAと意識せずに毎日の生活の中で取り組んでいるやり方にも通じます。

　米国では、自閉症の子どもがいるクラスでは、ABAとTEACCHプログラム、そして言葉によるコミュニケーションがない子どもに対するPECSによる指導を組み合わせるところが多いといわれます。それに比べて日本では、ABA自体の浸透は遅れ、指導機関や情報も限られています。以下に、井上雅彦編著『自閉症の子どものためのABA基本プログラム　家庭で無理なく楽しくできる生活・学習課題46』その他の参考図書をあげました。

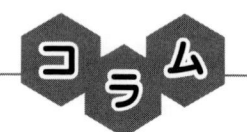

コラム　なかなか褒める機会がないと悩む親たち

　自閉症の子どもでは褒めることがないという親は多いものです。食事・排泄・服の着脱……のいろいろな面において親の指示どおりにしてくれず、「できたね。上手！」と褒めても反応がない子どもの指導はとても難しいことです。褒められることがうれしくなった段階の子どもだと、毎回褒めてくれるように要求するようになります。

　褒め方にはコツがあります。毎回褒めたのでは介入が多すぎてうるさくなるかもしれません。このようなときは行動学習理論を応用し、最初は毎回褒めても、褒める回数を徐々に減らして、最後は褒めなくても、子ども自身が達成感をもち、自分から次の遊びに取り組むようになることを目指します。自閉症の子どもでは、１つの行動パターンを学習すると、毎回同じようにしたがる特徴をもっています。望ましくない行動（ここでは毎回同じように褒めてもらう行動）が定着しないように最初から注意が必要です。

　褒めるときは上手にできたことを心から褒めて励ましますが、オーバーにならないように、しかも次のステップ（褒める回数を減らしていく）を視野に入れながら励ましていくという態度が望まれます。

〈参考文献〉

佐々木正美監修、小林信篤編著　『TEACCH プログラムによる日本の自閉症療育』　学研のヒューマンケアブックス　2008年

内山登紀夫著　『本当のTEACCH——自分が自分であるために』　学研　2006年

ノースカロライナ大学医学部精神科TEACCH部編（服巻繁訳）『見える形でわかりやすく——TEACCHにおける視覚的構造化と自立課題』　エンパワメント研究所　2004年

服巻繁監修、藤田理恵子・和田恵子編著　『自閉症の子どもたちの生活を支える　すぐに役立つ絵カード作成用データ集　CD-ROM付き』　エンパワメント研究所　2008年

ジェニファー・L・サブナー、ブレンダ・スミス・マイルズ著（門眞一郎訳）『家庭と地域でできる自閉症

とアスペルガー症候群の子どもへの視覚的支援』　明石書店　2006 年

キャロル・グレイ著（門眞一郎訳）『コミック会話——自閉症など発達障害のある子どものためのコミュニケーション支援法』　明石書店　2005 年

キャロル・グレイ編著（服巻智子監訳、大阪自閉症研究会編訳）『ソーシャルストーリー・ブック【改訂版】——入門・文例集』　クリエイツかもがわ　2010 年

キャロル・グレイ著（服巻智子訳・解説）『お母さんと先生が書くソーシャルストーリー[TM]—新しい判定基準とガイドライン』　クリエイツかもがわ　2006 年

ジェド・ベイカー著（門眞一郎、禮子・カースルズ訳）『写真で教えるソーシャル・スキル・アルバム』　明石書店　2007 年

井上雅彦編著　『自閉症の子どものための ABA 基本プログラム　家庭で無理なく楽しくできる生活・学習課題 46』　学研のヒューマンケアブックス　2008 年

シーラ・リッチマン著　井上雅彦・奥田健次監訳　『自閉症への ABA 入門——親と教師のためのガイド』　東京書籍　2003 年

末吉景子著　『えっくんと自閉症——ABA アメリカ早期療育の記録』　グラフ社　2009 年

「NPO 法人つみきの会」ホームページ（自閉症の療育法としての ABA、特に ABA 早期家庭療育に取り組む親と療育関係者の会）　http://www.tsumiki.org/

第8章

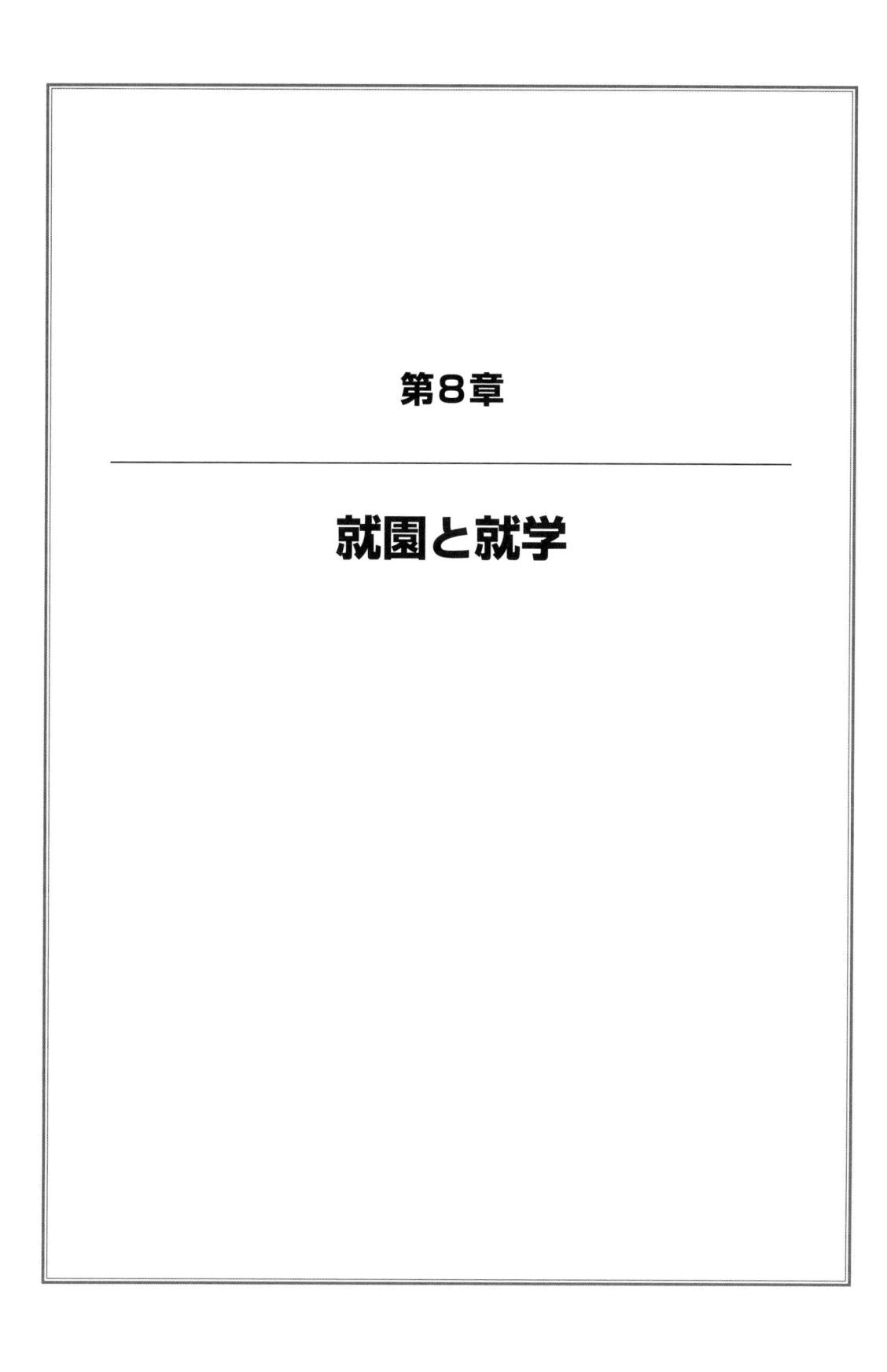

就園と就学

Q1　保育園か幼稚園か、専門の療育施設か、とても迷います。

　保育園や幼稚園、または通園施設は、幼児期の集団生活の場であり、食事や排泄などの生活スキルを学び、ほかの子どもや教師との交流・遊びや行事などの経験を通して社会性やコミュニケーション・スキルを学習する場所です。同年代の子どもに比べて、発達の遅れを持つことが多い自閉症の子どもでは、子どもの発達段階や自閉症の特性に応じて、子どもが適応しやすく、ほかの子どもから学びやすい集団が望ましく、そのような基準で通園先を選択する必要があります。しかし、地域によっては、通園先が限られそのような選択の余地がないことも多く、その場合は唯一の通園先である保育園・幼稚園で必要な支援を受けるように取り計らってもらうといった対処をします。

　保育園は、低年齢からの子どもの集団であり、排泄や食事などのスキルの遅れがあっても、保育士がそれらの指導に慣れているという利点があります。3歳以上の子どもを主とする幼稚園では、排泄の技術がまだできていない子どもの指導は、依頼しにくいという問題が実際にあるかもしれませんが、子どもを理解した上で適切な支援（構造化と視覚的支援）をする幼稚園も増えています。

　発達障害の子どもを対象とする通園施設では、自閉症の特性に合わせた支援が可能であり、何よりも安心感があると思います。ただし、並行して、定型発達の子どもとの交流を経験させたいという場合は、通園施設と幼稚園を併用する例も見られます。家族内で十分話し合った上での通園先の選択が望まれます。

　幼児期の施設について、英国自閉症協会実践ガイドは、保育所は騒音に溢れていて自閉症の子どもには相当のストレスであること、子どもが初めての集団生活に嫌悪感を抱かないように配慮することが大事であること、また、ある程度ルーチンが定まり、構造化されている保育所の方が混乱が少ないことなどを指摘しており、その通りだと思います。

ほかの子どもに手が出る子ども

　保育園でほかの子どもに手が出る行動は、相手の気持ちがわからないこと（対人行動の苦手さ）や、言葉で言えないこと（コミュニケーションの苦手さ）に関連して起こることが大半で、「ボクに貸して」「しないで」などと言葉で要求できるようになると手が出る行動はそれだけ減少します。ADHDを合併する子どもでは、些細な不満からすぐに手が出るという衝動性に繋がることがあり、子どもによってはその診立ても必要です。

朝の登園を嫌がる子ども

　集団生活に適応していく上で、まだ言葉や社会性の力・集団参加の力などに不十分さを

もつ自閉症の子どもでは、普段から登園を嫌がって泣いたり、または行事などで保育園の様子が変わると、それに反応して登園を嫌がる・送りの車から降りないといった問題が起こりがちです。それでも、休ませてしまうと子どものためにならないと親たちは悩みます。「こんなに嫌がるのに登園させていいのだろうか？」と述べる家族も少なくありません。幼児期はそれだけ、子どもにとっても家族にとっても試練の時期でもあります。

基本的には、幼児期の集団は、少人数でゆっくり学べるような緩やかな体制であることが望まれます。活動の量や種類が多すぎたり、変化が多すぎたり、集団が活発すぎる場合には、子どもは不安や恐れなどのストレス状態を起こしやすくなります。適度に静かで、穏やかで、わかりやすく、また、そのためには物理的にも人的な態勢上も環境が安定していることが理想です。

こんな事例 35

●新学期の体制変更で1ヶ月泣き続けた4歳女児●

新年度に、それまでなついていた保育士が退職し、仲のよかった男児も転園していなくなった。4月当初に通園したとき、新しい教室に入ろうとせず、元の教室に行くので何度も連れ戻したがそれを繰り返した。保育士を探すように園内をあちこちし、1日中何度も泣き声をあげた。家庭でも元気がなく、朝は登園を嫌がり些細なことで癇しゃくも起きるようになった。

この例では、保育士の退職による対象喪失を経験し、それが泣きやすさや登園拒否・癇しゃくとして表れました。反応性に起きた子どものうつ状態に当たります。保育士の交代や退職は大人にとってはやむを得ない事情であっても、子どもは大きな影響を被ります。急な変更にならないように、事前に2人体制にして1人だけは残るなど（実際に実施している園もあります）、子どもの特性や発達段階を尊重した支援の必要性を痛感します。

行事による登園拒否もよく起こりますが、これについては第9章「学齢期に起こりやすい問題と支援」のところを参照してください。

Q2 通常学級か特別支援学級か特別支援学校か迷います。

　6歳までの発達の状態や子どもの特性によって、入学先は通常学級がよいのか、または特別支援学級（従来の特殊学級）か特別支援学校（従来の養護学校）がよいのか、子どもによって差があります。

　県や市町村によってはすべての子どもを通常学級に入級させたうえで、その子どもに合わせた個別の支援を行うという地域もあり、入学前の十分な話し合いが必要です。このような場合も地域差があり、それに合わせて子どもに最も適切な場を選ぶ必要があります。

　高機能自閉症やアスペルガー症候群の子どもでは、通常学級に入級する子どもが大半ですが、知的な能力が高くても、対人的な過敏さや社会性の苦手さが強いタイプでは、通常学級の生活に苦痛を感じ、より少人数の集団である支援クラスの方が合う例もあり、子どもにとって学校生活が楽しく、学びやすい場となることを基本に入学先を選ぶことになります。実際に、アスペルガー症候群の子どもが、当初から特別支援学級に在籍し、無理のない学校生活を送った結果、対人スキルや学習の力をつけ、良好な成長ぶりを見せたという例も少なくありません。もちろん、高機能自閉症やアスペルガー症候群の子どもでも学級や学校選択には地域差があります。

　それらの子どもが通常学級に入級する場合、必要に応じて個別の支援を受けることが特別支援教育制度によって保障されるようになりました。個別の支援とは、担任教師による個人的配慮や、TT（team teaching）教師による教科指導（たとえば算数のときだけ複数教師が指導する）、支援要員の配置などを指します。

　就学前の相談は、就学時健診（正式には就学時健康診断）という形で前年の2学期に実施されます。それ以前に、入学先の学校で教育相談を受けたり、学校見学をしたり、教育センターでの評価を受けることができます。

　学校選択は、親を最も悩ませている問題の1つです。一人で抱え込まず、わが子や学校状況をよく知る支援者に相談して選択してください。「うまくいかなかったら入学後にもう一度考えます」と言い切る親もあり、これも1つの方法だと思います。

第8章　就園と就学

Q3　入学に際して準備することがありますか？

　入学にあたって大事なことは、入学先の選択に続いて学校への引継ぎです。家族はわが子のこれまでの経過と現在の状況について、誰よりもよく知っています。言葉やコミュニケーションの状態・ほかの子どもとの交流や集団行動の様子・行動の心配・感覚の過敏さなど、自閉症の特徴は多面にわたります。そのような様子を言葉で伝えるだけでは十分伝わらないのが現実です。
　サポートブックは、支援者に向けて、子どもの特性とその対処法を、項目ごとにまとめて文書にして伝える方法です。家族が実際に作ったサポートブックの本（筆者たちの拙著）を参照してください。

サポートブックの作成と提出

　医療機関や相談機関にかかっている方は、そこでサポートブック作成について助言を受けることも多いと思います。一度作成すると、翌年は一部を改編して提出すればよいために、繰り返し使えることが利点です。作成してみることで、わが子の特性を把握するのに役立ったという家族もあり、親の側の振り返りやまとめの機会ともなります。
　提出の時期は、入学前の個別相談のとき、入学し担任が決まった段階のいずれかで、学校管理者と支援コーディネーターおよび担任教師と複数の方がよいと思います。サポートブックを提出したけれど、棚に埋もれて活用してもらえないという嘆きを時々耳にしますが、家庭訪問や教育相談などの折をみて活用してもらうように依頼するとよいと思います。

幼稚園／保育園からの引継ぎ

　近年では、幼小連携（保育園・幼稚園から小学校への引継ぎ）をする学校が大半になりました。ただし、高機能自閉症やアスペルガー症候群の子どもで、集団の中では行動がおとなしく逸脱が目立たないという場合、保育園側は引継ぎの必要を感じずにそのまま入学し、入学後に先生に訴えられずに子どもが困り、情緒不安定や不登校に繋がる例が見られます。外では何も訴えられず（コミュニケーションの苦手さなどのために）、家庭で泣きやすさや癇しゃくなどの情緒不安定が起こるタイプでも、同様の問題が起こりやすくなります。このような例も上のサポートブックの本の中で紹介しました。引継ぎに際しては、このような一見目立たない子どもの場合も支援の観点から配慮されるべきだと思います。

学校の見学と支援担当教師との話し合い

　入学を前に、学校見学をしたり、特別支援学級の担当者と話し合って支援の必要な点を

互いに確認し、就学後の見通しを立てることが安心に繋がります。子ども自身も教室の様子がわかり、見通しをもちやすくなります。同様に、入学式の前に会場を見学させてもらうという家族も増えています。

支援グッズの引継ぎ

幼児期に使用したスケジュールやコミュニケーションカードは、入学しても基本的には同じような形態の使用が子どもにとっては混乱が少なくなります。「幼児期のものは使わない」と学校から言われることも時々ありますが、いきなり学校のやり方に変更するのは、想像力が働きにくく、変更に不安をもちやすい自閉症の子どもには無用の負担を強いることになります。そのような自閉症の特性について、新しい担任教師と共通理解をもち、連携していくことが大事だと思います。

学校と連携する上で親がすべきこと

サポートブックの中には、これまでの生育歴や療育の経過と共に、診断名や診断機関についての情報も書くのが通常のやり方です。一方、医療機関からの情報提供書や診断書を提出する場合は、医学的にどのような特性があるかを記載し、それに対する支援の要望を書くのが原則です。それは、家族が記入するサポートブックをいわば裏付ける方法です。ある教師は、子どものいろいろな行動問題に悩まされ、それが診断書の中にある対人関係やコミュニケーションの障害に起因するものだとわかって、子どもを理解しやすくなったと述べました。

経験の少ない教師の中には、子どもが指示に従わないのは自分の教え方が悪いのではないかと深刻に悩む例もあります。いずれの方法にせよ、子どもの特性を入学の段階で正しく伝えることが、教師の理解と子どもの支援につながります。

文科省が推進する特別支援教育制度（13ページの脚注6）を参照）のもとでは、個別の支援計画と個別の指導計画をつくることが定められています。個別の支援計画は、学齢前から卒業後までを含む長期的な支援の観点から作成し、関係機関との協同や保護者の参加が求められます。一方、個別の指導計画は学期ごと、または年間の指導目標や指導内容の計画として作成されます。家族の側も、わが子の実態をよく知り、支援についても教師と対等に話し合えるように、さまざまな学習の場を利用して力をつけていきたいものです。

〈参考文献〉

服部陵子・宮崎清美編著 『家族が作る自閉症サポートブック——わが子の個性を学校や保育園に伝えるために』 明石書店 2008年

第 8 章 就園と就学

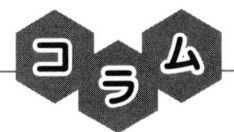

コラム ある通園施設の一日

　通園施設は、障害を持つ子どもの保育と支援の両方を担う施設です。ある通園施設の自閉症クラスの様子を紹介します。

> 　3クラス：知的、身体、自閉症と障害の特性に合わせてクラス分けをします。
> 　　　　　※　1クラス10名程度（1日）
> 　子どもにかかわる職員：保育士、児童指導員、言語聴覚士、看護師
> 　　　　　　　　　　　　計12名（各クラス3～4名）
> 　療育の方針：
> ・一人ひとりの発達状況に合った支援計画を立てて支援します。
> ・視覚的・物理的な構造化を取り入れ、見通しの立った自立的な生活を送れるようにします。
> ・得意な点に着目し伸ばすようにします。
> ・共感をもって接します。
> ・苦手さ過敏さへの配慮をします。

◆　自閉症中心クラスについて
　・自閉症スペクトラムの子どもたちは、視覚的な情報の方が得意です（曖昧な空間や時間の理解は苦手です）。
　・自閉症スペクトラムの子どもたちは、先の見通しが立たないことは苦手です。
　・自閉症スペクトラムの子どもたちは、変化が苦手です。
　・自閉症スペクトラムの子どもたちは、人に自分の思いを伝えることが苦手です。
　そうした特性を踏まえて、自信をもって主体的に生活できるよう支援します。

【支援の方法として取り入れていること】
●ＴＥＡＣＣＨプログラムのアイディアを取り入れています。
　・**物理的構造化**：場所の意味がわかるように、また、刺激を遮断して遊びや課題に集中できるようにします。

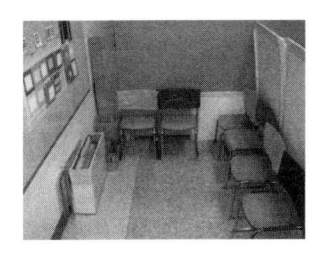

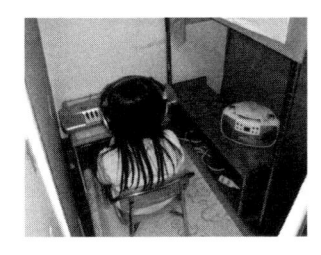

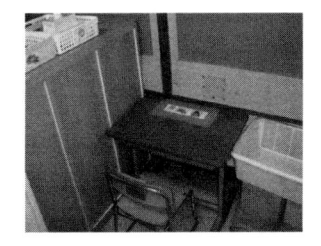

・**スケジュール**：時間の流れをわかりやすく視覚的に示します。子どもたちは一人ひとり自分のスケジュールで生活します。変更がある場合は、スケジュールの中に「変更」や「中止」がわかるように示し、変化に対応することを学びます。スケジュールの中に、グループ遊びや自立課題などが入ります。

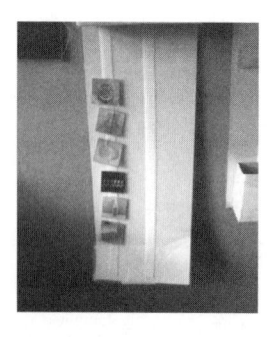

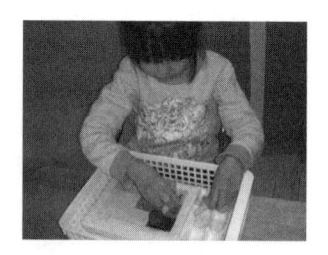

・**ワークシステム**：「何をするのか」「どの位するのか」「いつ終わるのか」「終わったら次に何をするのか」を視覚的に示します。

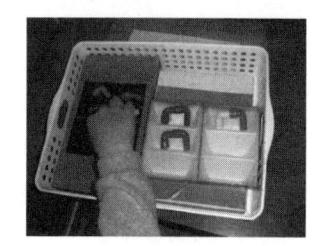

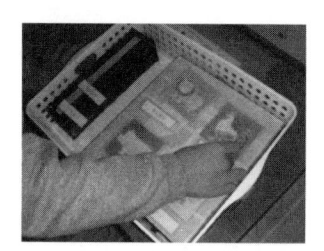

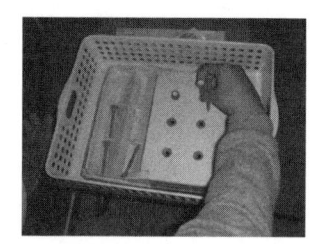

・**視覚的構造化**：必要な情報を、見てわかるように示します。本人の特性に合わせて情報処理や整理を手伝います。

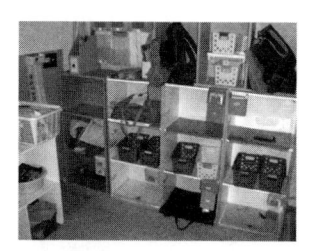

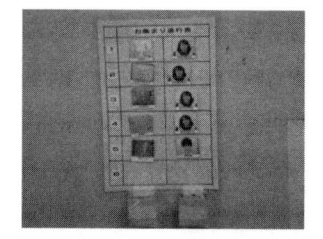

各人のにもつだな 　　活動と先生のなまえ・写真

●PECS（絵カード交換式コミュニケーション・システム）を取り入れています。
　自分の気持ちを人に伝える手段としてカードを使い、「手伝ってください」「トイレに行きたいです」「貸してください」など、要求の伝え方を学びます。

第 8 章　就園と就学

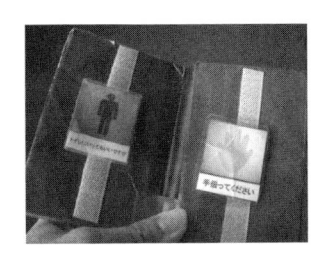

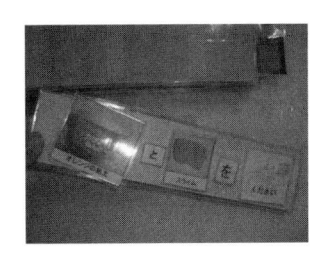

●小グループ活動を行います。
　音楽療法、おはなし会（絵本の読み聞かせ）、手遊び、園外活動（自然体験、買い物など）、活動やおやつ場面での物のやり取りなどを学びます。

【クラスの1日の流れ】

時間	内　容	詳　細
10:00	バス着	・自分のスケジュールを見ます。 ・自分の荷物を自分の棚に片付けます。
30	朝のお集まり ・お名前呼び ・絵描き歌など	・自分の席に着きます。
11:00		・活動のエリアを区切ってあり、それぞれのスケジュールで行動します。 　※　活動によっては、一緒にすることもあります（たとえば園庭遊びやサーキット・散歩など）。
30	昼食（給食）	・まずは、信頼関係を築くため、当初は偏食に対しての指導は控えます。 ・「残していいですか」「お代わりください」など、コミュニケーションの学びの場ともしています。
12:00		
30	お昼寝	・お昼寝は子どもによって行います。
13:00		
30		・先生とワークやお勉強（ことばや文字など）も行います。
14:00		
20	おやつ	・昼食と同様、特におやつの場面はコミュニケーションを図る上で有効です。
40		
15:00	帰りの用意	・持ち物の片付け。カバンに入れる。
10	バス出発	・バスに乗ります。 　※　朝の送りまたは迎えのいずれかを直接園に来ていただくようにしています。

第9章

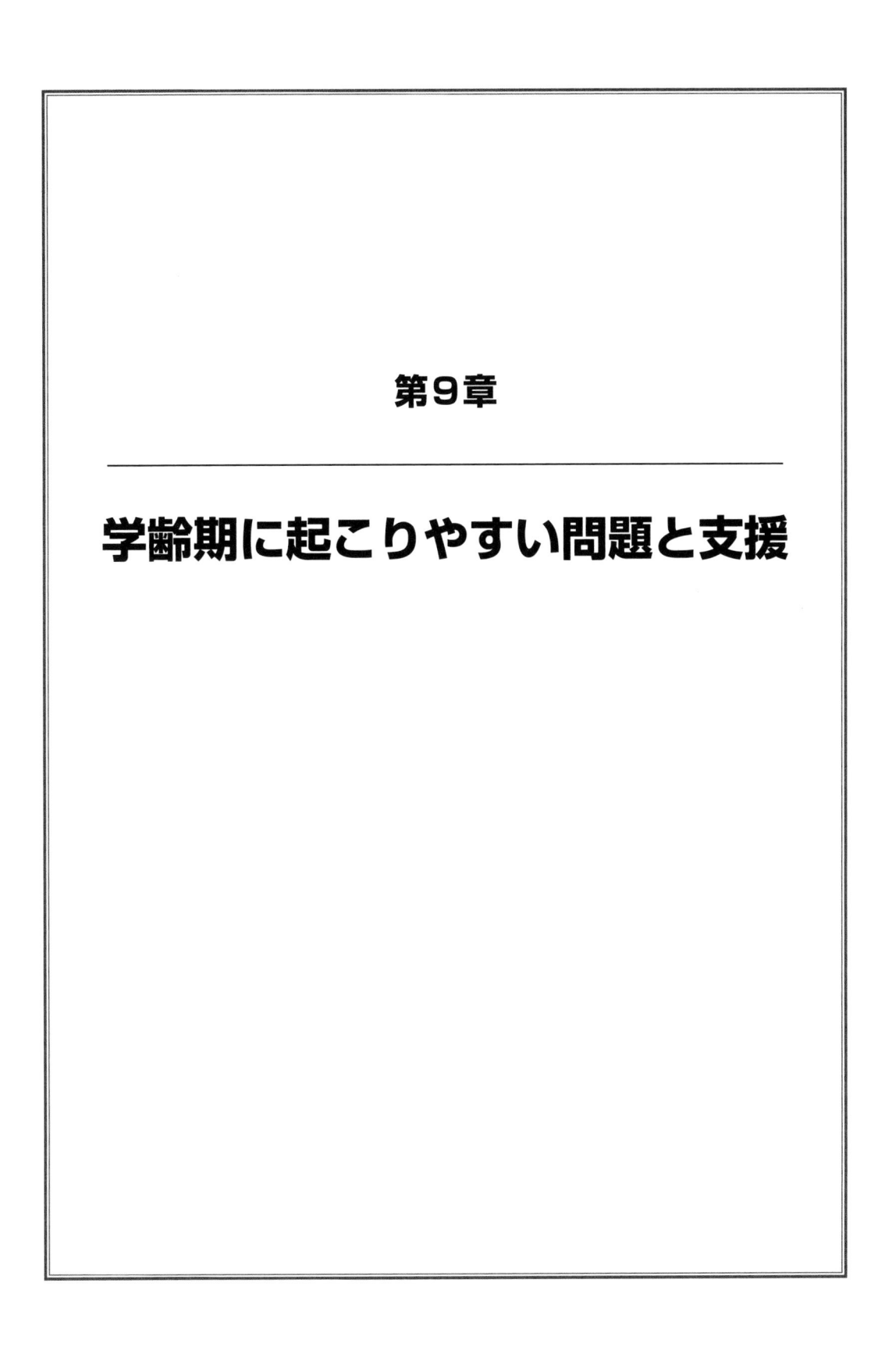

学齢期に起こりやすい問題と支援

Q1 学齢期はどんな心配がありますか？

　学齢期を迎える頃には、幼児期の毎日の生活の繰り返しによって身辺のことが身につき、行動の見通しもある程度できるようになります。もちろん、重症度の差や知的障害の程度によって、状態像には大きな個人差があります。

　学齢期の行動の問題は、1）幼児期の課題の持続、2）学齢期に新たに起きてくる問題、3）年齢に伴う自我の発達や思春期に伴う問題に大別されます。実際には以下のようにさまざまです。

- ・排泄の自立がまだできない・一人で眠れない
- ・生活面で声かけや手伝いが必要（生活スキルの未完成）
- ・動きが激しい・飛び出し（以上、幼児期の課題の持続）
- ・登校を嫌がる
- ・友だちと交流できない・ほかの子に手が出る・いじめられる
- ・学力の心配・宿題を嫌がる（以上、学齢期の新たな問題）
- ・情緒不安定：泣きやすい・イライラ・パニック・自傷
- ・胃痛や頭痛などの身体症状・夜眠れない
- ・自信がない・悲観的・被害的
- ・性的な関心・自慰行為（以上、自我の発達や思春期の問題）

　学齢期は年数が長く、学校要因も多数であり（友だち関係、行事、教師関係等々）、その間にわりあい落ち着いた学齢期を過ごす子どもがいる一方、不適応の繰り返しをする子どもも多く見られます。

　特性が十分に理解されて特性に合わせた支援を一貫して受け、しかも入学の時点から十分な受け入れの準備がされるならば、学齢期の問題はかなりの部分は予防ないし軽減できるはずですが、現実にはそうはならず、苦労が絶えなかったという例は、第1章のコラム「親の気持ち──診断を受けてから現在まで」に描かれています。

　その一方、学齢期は心身ともにエネルギーが高まり、不適応を繰り返しながらもたくましく成長していく時期です。

　何らかの不調が起きたとき、学校生活のどこに無理があるかを話し合い、対処することによって教師も子どもも親も課題を乗り越えていく例も少なくありません。以下の事例もそのような対処の様子を示しています。

学校生活が安定するまで時間がかかった例

こんな事例 36

●重度の自閉症で学校生活が安定するまで時間がかかった小学生女児●

乳児期は夜泣きと離乳食拒否が強かった。保育園を嫌がり、昼寝もせずトイレ排泄もしなかった。4歳から要求固執が強くなり、毎日決まった物を買いたがり、思うようにならないと癇しゃくを起こした。6歳から嫌いな音に対する耳塞ぎや、順番に対するこだわりとやり直しの行動などが次々に始まり、それが通らないとパニック状態となった。入学後2年間は学校でも要求固執やパニックが続いたが、4年生になり毎日の流れを自分でも理解して取り組むようになり、不機嫌やパニックが減少した。

この例では、重度の自閉症であるにもかかわらず、構造化された指導は学校側に受け入れられず、行事や交流によるトラブルとそれに伴う不安定さが多発しました。母親はのちに、「あの頃は、子どもの要求やこだわりと教師との戦いだった」と述懐しましたが、幸いに構造化が徐々に進み、子どもを安定させるのに役立ちました。

登校班で行くのを嫌がる子ども

登校班で行けるかどうかは、子どもの適応状態をよく表す指標です。年齢相応の友だち関係や社会性の力・生活スキルが育っていない場合は、毎朝決まった時間に起きて（または起こされて）朝の支度を整えて決まった時間に登校することは至難であり、登校班で行けず親に送ってもらったり、遅刻することになりがちです。そのようなときは、親の甘やかしや（遅刻しないようにさせることの）努力不足と見られがちですが、子どもの力がまだ不足することが明らかであれば、必要な支援を惜しまずに親が付き添ったり、遅刻を認めてもらうのも必要です。

こんな事例 37

●ある日を境に登校できなくなった小学2年男児●

登校時に置いていかれるので学校に行かないと言い出した。周りの子どもたちに事情を聞くと、「さっさと歩かない。注意してもグズグズしているから自分たちも困ってしまう」「言うことを聞いてくれない」という。周りに合わせて行動する力が不足し、朝の準備も同じであり、母親がこれまで苦労してきた。母親が途中まで登校に付き添うことになり、学校の建物が見えてくると本人もわかりやすく、足が少し早くなった。3年

生になり自力登校が可能になった。

こんな事例 38

●登校が毎日10時になる小学4年男児●

　朝起きが苦手で起こすのに時間がかかる。起床後も支度に時間がかかり、食事も同様のため、登校が10時頃になることが多い。学校は遅刻が多いことを問題にして親の努力を求めたが、十分睡眠をとらないと日中頭痛や眠気があり、学校生活が余計に辛くなることがわかり、10時登校を認めることになった。遠足や見学旅行など、楽しみな行事があれば早めに登校できるので、学校では朝のプログラムを作り、それが楽しみである日は早く登校できた。

　5年生になると、毎日の登校では疲れる様子が見られ、週半ばの欠席がやむを得ないことがわかり、子どものリズムと疲れやすさを考慮した日課で過ごしている。

　上の例のように、定型発達の子どもたちを基準に作られた学校の時間割は、子どもによっては無理があり、独自の時間割を要する例があります。

自我の発達と反抗

　早ければ幼児期後半から、または学齢に入り小学2年・3年となるにつれ、我が強くなり、「○○しなさい」に対してそれまで通り従順に応じなくなり、「いやだ。しない」「後でする」「うるさい」などの反発や反抗・拒否などが表れます。精神発達から見れば、子どもの意思や感情がより強くなり（自我の発達）、自己主張を図る時期です。成長という面から見れば喜ばしいことでもあり、親子の間で、子どもの気持ちや意思を尊重した上での新たなコミュニケーションができる場面でもあります。一歩引いて子どもに対処する姿勢が望まれます。第3章事例11「ゲームの攻防」を参照してください。

　このようなとき、頭ごなしに子どもを叱ったり、子どものできなさを非難すれば、子どもは自分が受け入れてもらえないと感じて相手（親や教師）を怖れたり拒否するようになり、その後の信頼関係が失われる結果になります。対人的な苦手さと同時に、叱責や強制などで不快な体験をすると、その相手の言動に過敏となり拒否に繋がることについても注意が必要です。

　年齢とともに次々に買い物要求がでてきて、お小遣いを巡って親子間で互いに不満が強くなった家族では、残りの額が一目でわかるようにした定規式の小遣い帳をつくり、本人のお金に対する理解を援けました。家族はそれぞれにいろいろな工夫をしているようです。

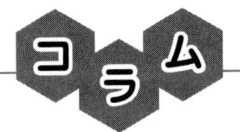

コラム　学齢期の心がけ

　家族は、子どもが将来どのような生活を送るようになるかについて、ある時期からわりあいに明瞭にイメージをもつようになります。ある男児の家族は、「子どもは重度の自閉症があるけれど、このまま特別支援教育を受けて二次障害を起こさないように家庭でも十分に気をつけ、卒業後は通所施設で本人が興味をもてるような作業や運動のメニューに参加できるようになってほしい」と、卒業後のイメージを語りました。また、ある小学生の家族は、「学齢では通常学級と特別支援学級の併用を続け、大学か専門学校に進学し、できるだけの就業支援を関連機関で受けて、就業へ繋げたい」と述べます。

　このような将来像は、支援計画に反映されます。学齢期の親の心がけとして以下のことが考えられます。

1) **自己像の形成**：学齢になると自己像が育ち、「○○ができる」「△△ができない」と周りに比べての自分がわかるようになり、その中で自信をもったり自信を失ったり、良い子の自分・悪い子の自分の像が形成されます。これに関連して告知の問題があり、本章のQ8で告知のあり方について述べます。

　自閉症であるかないかを別にしても、家庭で好ましい自己像ができるためには、家族の一員としての役割を分担することが必要です。自分のできる形で家の仕事を手伝い、家族の役に立つことが、目に見えない自信を育てます。掃除・料理・食卓の準備・洗濯の手伝いなどさまざまですが、少ししかできなければ応用行動分析の方法に倣って家事を機能分析して、できることを分担してもらいます。

2) **将来へのイメージ**：将来の仕事をイメージして、学齢期からいろいろな職場の見学や体験をしておくことも意味があります。職場が身近にない時代となり、容易ではないですが、ナイストライ（熊本市などが行う中学生の職場体験実習）などの体験や、いろいろな相談機関やＮＰＯなどが行う社会活動や就労体験に参加しておくのも意義があります。

3) **将来への方向付けと関連機関の利用**：ある母親は、「子どもが支援を受けることを嫌がるので普通学級だけで過ごし、高校まで卒業したものの、対処に追われ卒業後のことを考えるゆとりがなかった。今になって支援を受けなかったことを後悔している」と述べました。学齢期は小・中・高校と進みながらその後の方向付けを考える時期です。どのような教育の場や支援がわが子に合っているのか、利用できるのかについて、いろいろな支援者や関連機関と相談しておくことが大事だと思います。

　各県に設置されている発達障害者支援センターは、幼児期からの移行支援や学齢期の心配事への介入・助言だけでなく、成人期の就労や生活、余暇活動などについても幅広い視点を提供する機関であり、学齢期から利用する家族も増えています（ただし、センターによっては利用できる年齢に差があります）。

Q2　いじめられがあるようです。

　自閉症の子どもがいじめを受ける事態はよく起こります。その理由は、①対人的な特性のために友だち関係が築けず、子どもたちの中で特別視されていじめられること、②いじめを受けてもそれを周りに訴えることができないこと（コミュニケーションの苦手さ）、③周りからのからかいやいじめに対して、それがいじめだという理解ができないこと、に関連します。そのために、気付かれずにいじめがエスカレートし、ある日子どもが学校に行きたがらない、または情緒不安定になって大人がようやく気付くという事態になります。子どもの不安定さや登校渋りなどが生じた場合は、いじめもその原因の1つとして考えて教師に相談し、十分に対処してください。

　学齢期を通して、いじめられの問題は十分に配慮しておくべきです。担任教師の目が届かなくなる中学年以降では、子ども同士のグループができ、そのグループが「弱い子いじめ」に興味をもち、自閉症の子どもがその対象になる例があります。子どもがいじめられを親や教師に訴えない場合には、辛い体験として子どもの気持ちを傷つけることになり、深刻な学校嫌いや友だち嫌いに発展したり、将来、「学校時代はいつもいじめられた。誰も助けてくれなかった」と学校への強い不満や不信、否定的な自己像に繋がることが問題です。このようなケースは、受動型の子どもにわりあい多く、注意を要します。

　英国自閉症協会の実践ガイドでは、毎日の宿題として日記をつけさせ、いじめと思われるような出来事があった際は、日記帳にキュー・カード（手がかりカード）を貼って、教師がいじめの兆候に気づきやすくする方法を推奨しています。その他、自閉症の子どもの世話を申し出る生徒の集団（友だちの輪：circle of friends）や、いじめの加害者を含めてミーティングを行うアプローチ、および、ピアグループ・プログラム（上級生がいじめカウンセラーとして行動するアプローチ）などを紹介しています。

先生に訴えた方がよいのでしょうか？

　学校内のことであれば教師に相談するのが当然と思われますが、時々診療の中で上のような質問を受けます。家族が質問する理由は、子どもの様子からいじめられているのでは？と感じるものの、子どもの説明力が不十分であるために事態を把握しにくいこと、また、子どもによっては先生に言わないで欲しいという態度をとることに関連します。そのような理由で適切に対処しなければ、友だち関係が一層悪化したり、不登校や心身症・行動異常などに繋がる例がしばしばです。いじめに対しては、相手の子どもの教育という面も不可欠であり、家族と教師が協力して（必要なときは管理職も加わって）対処するという姿勢が不可欠です。

第9章　学齢期に起こりやすい問題と支援

青年期になっていじめによるフラッシュバックが起きた例

　フラッシュバックとは、過去の心理的外傷体験を後になって突然（または何らかのきっかけで）思い出して、怒りや恐怖などの感情反応が起こるもので、災害後などの外傷後ストレス障害（PTSD）の症状として知られています。自閉症の人たちに起こるフラッシュバックは、過去のいじめられや激しい叱責、職場での不快な体験を思い出してパニック様となるもので、学齢期や職場環境が穏やかであることの大切さを示しています。

こんな事例 39

●小中学校でのいじめられを思い出してパニックになる青年●

　小学高学年から、本人のもつ怖がりやこだわりがからかいの原因になった。本人が嫌うアリや虫をわざと机に置き、それに対する反応をはやし立てた。同様のからかいが中学でも続き、不登校とパニックを繰り返した。高校を卒業し専門学校に入学したとき、学校時代のいじめを突然思い出し、怒りと恨みが起こり、教師宅へ電話をしたり学校へ押しかける事態となり、治療の再開が必要だった。面接では「思い出すんです。突然に。頭にわいてくるというか……。小学校でも中学校でもいじめられたから」と述べたが、小中学時代に家族にそのようなからかいについて訴えたことはなく、家族も教師も気付かず、対処の形跡もなかった。本人に申し訳ないことをしたと感じると家族は述べた。

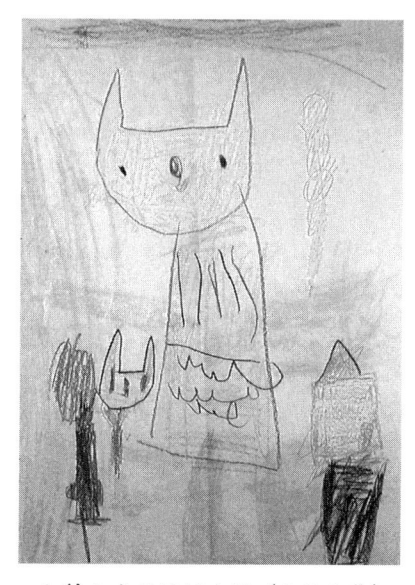

お絵かきのはじまり（ふみか作）　　　　５年後の描画（ふみか作）

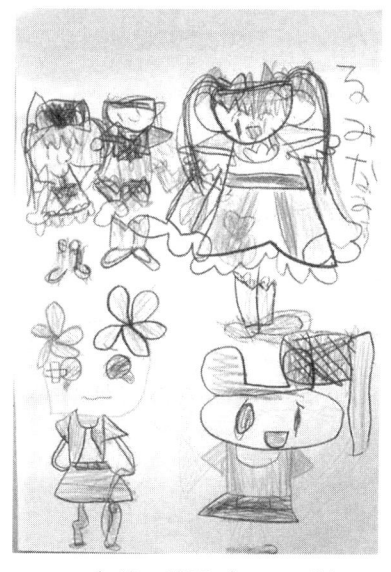

Q3 新学期や行事で情緒不安定になります。

　新学期は、教室・担任・クラスとも替わり、新学期行事も続いて、環境変化の時期です。自閉症の子どもは、初めてのことや、予想外のことはとても苦手であり、新学期に教師やクラスが替わったところ、不安定になり泣いてばかりだったという話をよく聞きます。自分の周りで起きたことを理解して想像を巡らし、それに柔軟に対処する力（＝イマジネーション）が不足するためです。

　そこで、初めての行事や環境の変化によって子どもにどんな影響があるのか、事前の十分な話し合いと対策が望まれます。近年、自閉症の子どものこのような苦手さが知られるようになり、行事に先立ってその手順を事前に学習し、子どもが安心して臨めるようにする事例が増えました。しかし、次の例のように教師の異動による問題は頻繁に起きています。

こんな事例 40

●新学期のたびに情緒不安定と寝つき不良を起こした小学5年男児●

　幼児期からほかの子どもと交流できず、保育園ではお気に入りの遊具や場所で一人で遊んだ。興味がないものは手に持たせても放り投げ、何かで不安定になると癇しゃくや寝つき不良や朝起きの不機嫌がひどくなった。

　入学後、支援学級の生活に少しずつ馴染んだが、小学3年になると教室も担任も替わり、癇しゃくと泣きやすさ・寝つき不良が再燃した。その後も新学期の体制変更のたびに不安定さが再燃し、特に家庭での情緒不安定が目立った。

　この例では、教師の異動が毎年のようにあり、そのたびに不慣れな教師が担当する結果となった。母親が家族の立場から環境を安定させる意味や必要性を学校に説明したが、事態は改善されず親子の苦労が続いた。

新学期もいつも通りに始まるアメリカの学校

　評論家門野晴子さんの本に『星の国から孫ふたり』があります。米国で育つ孫2人はともに自閉症で、地域や学校で受けるサービスの様子が書かれています。学校の新学期は、始業式などの特別の行事は何もなく、いつもの指導がすぐに始まるのでとても助かると書かれています。日本の新学期は始業式やオリエンテーションその他で、普段とは違う生活が続き、そのことで自閉症の子どもが混乱することが多いのとは対照的であり、自閉症の特性を尊重した学校活動であってほしいと思います。

運動会がとても苦手です

　行事による不安定さは自閉症につきものであり、特に運動会は、我々臨床家が"運動会症候群"と名づけるほどです。普段と違う行事であり、練習を繰り返し、嫌な競技にも参加しなければならず、「きつい」「汗で汚れる」「いつものことができない」「先生が大声で注意し、音楽もうるさい」など、苦手なことが盛りだくさんです。毎日の練習が苦痛となり、それを情緒不安定や心身の反応として表します。表れ方はさまざまで、チック・泣きやすさ・癇しゃく・寝つき不良、腹痛や頭痛、朝の登校渋りなどが起こります。教師に相談しても不安定さが変わらなかった子どもでは、しばらく睡眠がとれるように処方しましょうか？　と述べたのに対して、母親は「大丈夫です。運動会が終わるとよくなると思いますから」「先生たちも一所懸命してくれるから……」と述べました。まさにその通りで、行事が終われば問題は軽減しますが、毎年このようにうまくいかない経験を積み重ねることは、学校生活を辛いもの・嫌なものにします。ひいては、学校嫌いや不登校の一因ともなります。

　運動会のときのピストルを怖がって泣いたり、パニックになってその後は何もできなかったという例もあり、ピストルを旗振りなどに替える学校が年々増えてきました。参加の仕方も、競技によって参加するかどうか子どもと話し合ったり、参加の仕方を工夫したり、個別に調整することで子どもの苦痛を減らし、達成感に変えることができます。

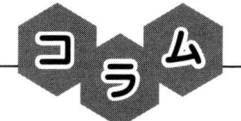

コラム　医療の側から見た学校環境

　学校環境は、自閉症の子どもにとって安心できる人との関係と、静かでわかりやすい環境であることが理想です。その点では、1クラス30名以上で学校全体が数百名という規模である学校は、それ自体子どもによってはストレスの大きい集団となります。実際に、何らかのきっかけで不登校を起こした自閉症の子どもは、それまで我慢して何とか登校していた学校に対して、怖さを感じるようになり、「教室に入れない・人が多くて怖い・廊下を通れない・相談室だけなら行ける」と述べるようになります。小規模のフリースクールや、適応教室などが最善の居場所になり、そこでは少人数の中での交流や学習ができるという例が見られます。

　わかりやすい環境という点では、定型発達の子どもを基準に作られた時間割や、いろいろな行事は内容が多すぎます。また、長い夏休みも家族を悩ませます。子どもたちは、施設が行う一時預かり事業や子育て支援事業のデイサービスを利用しますが、そこでの態勢不備は否めない事実です。定型発達の子どもを基準に作られている長い夏休みとは別枠で、学校をベースにした自閉症などの発達障害を持つ子どもの夏期対策があればよいのですが……。

Q4　勉強嫌いで宿題をとても嫌がります。

　学年が進むにつれて学習の量や広がりが増えてくると、元々自分の興味以外のことはしたがらない自閉症の子どもでは、その学習についていけず、興味ももてないために学習嫌いが目立ってくることがあります。その問題を改善するためには（根本的な解決は難しいのですが）、子どもの理解のレベル・興味関心の特徴をもう一度検討し、限界があれば個別の学習支援を受けて、本人の関心や学習意欲が低下しないように工夫するといった対策が必要になります。

　ある子どもでは、社会で地理の単元が始まったところ、授業に集中できずボンヤリする状態になりました。個別の学習の必要について話し合い、本人の苦手な漢字にふりがなを付けて地図学習を個別に学習した後で、通常学級の勉強に戻ったところ、授業の理解と参加が改善しました。

　子ども自身は自分からは訴えることはできなくても、教師が子どものつまずきに気付いて適切な支援を行った例です。

　学習嫌いから不登校に繋がることもあり、この問題について真剣に考えておく必要があります。

　宿題を嫌がるのは子どもの許容できる（がまんできる）量やレベルを超えていることが原因です。担任教師は子どもの学力や勉強への意欲の程度をよく知っているはずですので、家庭での状況を話して、宿題の量や内容の加減をしてもらってください。

　宿題を毎日決まった時間にするようにして、それをスケジュールの中に入れると、毎日の決まりごととして定着しやすくなります。特に、楽しみのゲームやテレビの前に宿題を済ませる方が取り組みやすいでしょう。

　宿題の量や内容が、子どもの許容量に合っていること、また、視覚的にわかりやすいプリントにしてもらうことも大事です。特に、学習障害（LD）がある子どもでは、量が多いと見ただけで意欲を失い、拒否を招くことが多いものです。適量をスッキリと書いたプリントになるよう依頼してみてください。

ゲームばかり熱中してほかのことをしようとしません

　ゲームの功罪はあっても、現代の子どもの遊び・余暇の1つであり、ある年齢でゲームを買い与えるのが現実的な対処であることは確かです。「ゲームの前に○○を終わらせる」「ゲームは○時に終わる」といった親子間での約束のうえで楽しめればよいと思います。遊びがほとんどできなかった重度の子どもが、きょうだいのゲームを覗き込んでいるうちに、自分でもやり始めて大事な遊びの1つになる例や、ゲームから携帯・パソコンへと進

第9章　学齢期に起こりやすい問題と支援

んで、文字によるコミュニケーションができるようになった例もあります。活用法について、前向きに考えてください。

　下のコラムにあるように、普段から子どもとのコミュニケーションをはかり、親子間での気持ちや意見のやり取りができるようにしておくこと、そのために相手の気持ちを受け止め、一緒に対処の方法を考えるといった姿勢が大事です。

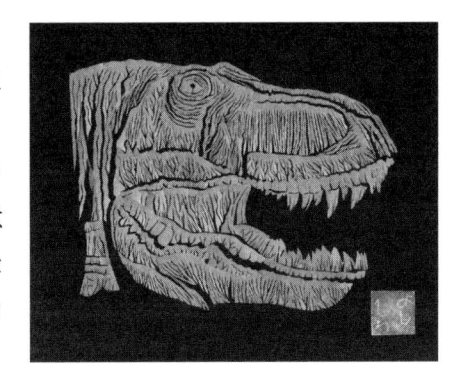

切り絵3（よしひろ作）

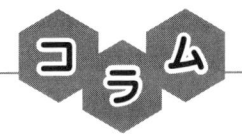

コラム　DSで遊ぶ
うちの場合

　息子は待ち時間が苦手で、どこかに連れて行くたびに親が疲れていました。5歳になり、DS（携帯ゲーム機）を欲しがったとき、（しめた！　これで時間をつぶせるようになったら私が楽になるかも、と思いましたが）約束のごほうびシールが貯まってから買うことにしました。

　本人は、「忘れやすく・気が散りやすく・自分の関心ごとにはトコトン夢中になるタイプ。絶対、DSにはまるに違いない」と予想しました。

　DSを買いに行く前に、本人と一緒に使用時間などの約束をつくり、「約束をやぶったら、預かります」という"ダブル約束"をしました。お互いに納得したところで、本人に書いてもらい、机の前に貼りました。一緒に話し合って決めると、忘れていても思い出し、守れました！　更に、DS本体にテプラ（ラベルプリンター）で約束事を貼り付け、時間になったらその場所を見るように指さしました。納得済みのお約束でも、厳しく守らせようとすると「じゃぁ、DSもしないし、学校も行かない」と言ったりするので、"カッチ〜ン"ときながらも、修正案を出し合って緩やかにしました。①事前の話し合いと約束、②途中の修正、これがよかったようです。今は、DSを通して漢字や言い回しを覚えたり、友だちと一緒に遊んだりしています。

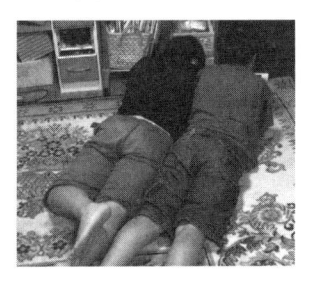

仲良くゲーム！

Q5 取り出し指導を嫌がります。

　低学年では個別の支援や通級を喜んでいた子どもでも、学年が進み周りの子どもを意識するようになると、自分だけが周りと違うこと、そのことでいろいろ言われることを気にするようになり、上の質問のような問題が出てきます。それだけ子どもが成長した面でもありますが、個別の支援を拒否するようになると不利も生じます。このような時期に、できるだけ子どもが理解できる表現で、子どもの特性（得意さと苦手さがあること）を説明し、個別の指導を受けることが子どもにとって役に立つことを伝えたいものです。言葉のうえだけでなく、ソーシャルストーリーなどを使って理解を確実にしたり、また、前もって伝えておくこと（たとえば、朝の時間割チェックの際に「のびのび学級で算数の学習に行く」というカードを入れて、子どもの見通しを援ける）が欠かせないと思います。不慣れのために不安が強かった子どもの例では、休み時間に特別支援学級の子どもと一緒に遊ぶ、給食の時間に交流するという形で、少しずつ特別支援学級の利用を増やしていく方法が良い結果をもたらしました。

もっと詳しく
自閉症の子どもに特別支援が必要な理由

　「通常の授業についていけない」「問題行動がある」「ほかの子どもたちの邪魔になる」だから「特別支援」と単純に考えがちですが、「特別支援」とはもっと正しく理解されるべきだと思います。

　1）まず、脳のタイプが違うので、多数派の子どもに合わせた教室、授業は、とても疲れるのです。たとえば、

・ほかの人にとってはわざわざ考えなくても自動的にわかることがわからない。相手の気持ち、場の雰囲気や意味、言葉の背景（何を言いたいのか）などがわからず、とても疲れます。疲れると弱点（たとえば相手のことを考えられない、衝動的な行動など）が表に出やすくなります。

・また、感覚が過敏なため、ほかの人よりも聞こえすぎる、見えすぎる、皮膚の感覚が強く入りすぎる、こともしばしばあります。本人でないとわからない辛さです（自叙伝を読むと、普通の蛍光灯の光がちらついて気持ちが悪い、とか、飛んでいる蝶の羽根の音がうるさい、とか、雨にぬれると痛い、とあり、過敏さに驚きます）。

　学校や保育園はたくさんの人がいて、たくさんの音や光やにおいに満ちています。そこにいるだけでとても大変です。特に、行事やテストなどでストレスがかかると、いろいろな苦手さが強くなり、「行動の問題」を引き起こします（音を嫌がって教室

第9章　学齢期に起こりやすい問題と支援

を飛び出す、など）。
・刺激の統制がうまくできない（全ての刺激にいちいち注意を向けてしまう、目の前の課題に集中しようと思っても、それらの刺激に勝手に注意が向いてしまう）という特徴があると、何でもないことが刺激になって、衝動的で乱暴な言葉や行動が出てしまいます。

　そこで、時々自分の脳に合う環境でリラックスすることが重要です。

2）同じように"脳のタイプ"の違いのために、一般の教室環境だと、学習が進みにくいこともあります。その場合は、個別に、または少人数で教えてもらえるとよくわかり、達成感をもちやすくなります。「学ぶことが楽しい」ことは、自発的に学ぼうとする姿勢に繋がります。特別支援学級は、それを可能にするための学級です（残念ながらそのような環境でない特別支援学級もありますが）。

3）苦手さの多い子どもに対して、他の子にはない優れた点も伸ばすことができるのも、特別支援学級の良さです。

　このように、特別支援学級に籍があることで、個別的な対応が保証されやすくなります。通常学級の教師だけでは一人ひとりに合わせた指導に限界があり、特別支援学級に籍をおいた上で子どものニーズに合わせた教育と、子どもによっては通常学級での交流教育を受けるという形が便利だと考えます。
　友だち関係や学習面など、いろいろな面で支援の必要性がありながら、支援を受けられず、通常学級の中で不適応の状態を重ねる結果、不登校や情緒不安定・行動問題（非行など）を二次的に引き起こし、その修復に多大のエネルギーを要するという例が、医療機関ではいつも頭を悩ませる問題です。また、見かけ上大きな問題がなくても、友だち関係が作れないまま通常学級の中で孤立していたり、学習の意欲を失って勉強嫌いになる例は、目立たない形の不適応の形です。特別支援とは、そのようにならないための支援であり、「特別支援教育」が正しい意味で理解され、実施されることを願います。

Q6 友だちが怖い・教室が怖いと言います。

　自閉症の特徴の1つは人とのかかわりの苦手さであり、それは、人に慣れない・友だちの中に入れない・協調できないという形で表れます。年齢が進むと子どもの集団に慣れ、安心できる相手とは良い関係を築くようになりますが、一方で、自分の苦手な子ども（動きの活発な子や口調の強い子、自分に嫌なことをする子）を恐れたり、人が多いと怖がるという特徴も見られます。上の質問もこのようなタイプの子どもです。教師もいろいろなタイプがあり、気の弱い子どもでは、口調の強い教師を怖がるというケースもあります。

　知的な機能が高い子どもでは、通常学級の中で過ごすことが多く、その中で内面的な不適応を起こし、その1つが"友だちが怖い・教室が怖い"という問題です。ある青年は、「学校時代は友だちが怖くて教室にいるのがイヤだった。ずっと我慢していたから、高校を卒業したときはもう学校に行かなくてもいいと思って嬉しかった」と述べました。

　高機能自閉症やアスペルガー症候群の、特に受動型と呼ばれる人たちの中に、このような特徴をもつ例があり、社交不安障害※の診断を受けている例もあります。（※この用語は、2008年の精神神経学用語集の改訂によって、「社会不安障害」から「社交不安障害」に変更されました。）

　社交不安障害とは、かつては対人恐怖と呼ばれた症状で、社会的な場面での発言や行動を苦手とし、そのような状況を回避するようになります。引きこもりの人たちの中にも、社交不安障害を基盤にする人たちが含まれると考えられますが、高機能自閉症やアスペルガー症候群の人たちの中にも、長期の不登校や就業困難が持続すると、元々の対人的な苦手さが強化されて社交不安障害様となる例があります。

　自閉症で対人的な過敏さがあり、友だちや集団が怖くて教室に入れなくなるタイプでは、その過敏さに配慮して、学校生活が苦痛でないように、個別の支援が欠かせません。子どもによっては緘黙症※と同じように、薬物治療がある程度有効です。（※第10章Q2を参照してください。）

　自閉症の子どもや大人が、人が怖いと言うとき、元々の対人的な過敏さや苦手さに加えて、親が厳しかった・大きな声で叱られた・教師に叱られた・人前で恥をかいたといったネガティブな経験をもつ人が少なくありません。反対に、元々の苦手さがあっても、幸いにその苦手さに合わせて家庭でも学校でも穏やかで適切な指導が行われていれば、成人期の対人的な態度はまた違ってきます。対人的な環境の大切さも重視したいものです。

第9章　学齢期に起こりやすい問題と支援

Q7　学校ではお利口で、家に帰ると不機嫌です。

　このような例は、通常学級在籍の子ども・特別支援学級の子どものいずれにも見られます。人とのかかわり・会話とコミュニケーション・関心と行動の3領域の特徴をもち、知能や学習面でも定型発達の子どもとは差があるために、定型発達の子どもを標準にして作られた学校生活は適応困難をもたらしやすく、それについていけなくなると不登校や登校渋りなどの不適応による行動の問題が起こります。そこまでいかなくても、学校では我慢して過ごし、家に帰って不機嫌やイライラ・親に当たる・物に当たるなどの情緒不安定が起こります。自閉症の子どもがこのような学校環境の中で生活していることを前提に、どのようにすれば子どもの負担や適応困難を軽減できるかについて、教師・家族間での話し合いが必要です。

　特別支援学級に入級している場合、本来子どもに合った支援が受けられるはずですが、児童数が多い・教師の手が足りない・支援の方針が適当でないなどの理由によって、情緒不安定を起こす例があります。

こんな事例 41

●学校ではおとなしいが、帰宅して大荒れする小学4年男児●

　重度で言葉による表現がほとんどできない。学校では日課の流れをおよそ理解し、作業学習への取り組みも落ち着いてできると評価されているが、家に帰ると大声をあげ、母や妹に掴みかかってひとしきり大荒れする状態を繰り返している。学校ではその様子は想像できないと言われ、家族が困窮した。

　支援センターの担当者による学校訪問の結果、教師の言葉による指示では行動できず、周りを見て行動していた。また、課題や作業学習の中でうまくいかないことがあっても、それを教師に訴える手段をもたず、コミュニケーションがほとんどできていなかった。

　このような学校生活の不自由さが、帰宅後の情緒不安定の原因であると思われたため、学校でもコミュニケーションカードを作成して困った場面で使うこと、および、写真カードを使ったスケジュールを使用して活動の流れがわかるような配慮をすることになり、帰宅後の不安定さはだいぶ改善された。

Q8　告知はいつすればよいですか？

　自分の特性を知って対処していくために、また、障害がわからないままに二次障害に発展してしまうのを予防するためにも、告知はどの子どもにとっても欠かせませんが、告知の時期と内容は、子どもの年齢によって、また子どもの置かれた状況によって差があるのは当然です。共通する点として、障害を持つことは本人の個性であり、だれよりも本人自身がそのことを知っていること、周りもそれを前提に支援していくことが望まれます。

　告知をしたことで本人が何らかのダメージを受けて落ち込んだり、「どうせ障害だから、自閉症だから……」と投げやりになることを心配する家族もありますが、告知によるそのような反応は、どちらかといえば一時的であり、"自閉症を持って生きる子どもや大人"を支援することが、周囲の支援者や関係者に求められる姿勢でもあります。

告知の時期について

　実際の告知の時期については以下の手がかりがあります。

・子ども自身が何らかの疑問をもったとき：「ぼくはどうして○○ができないの？」「みんな上手にできるのにぼくだけできない」などの言動がでてきたときは、そのことで自信をなくして戸惑っているときです。その際に、「今にできるようになる」という気休めの言葉だけで事態を収めるのでなく、「自閉症があるから○○が苦手であること。けれど△△はほかの子どもよりも得意であり※、親（先生）にとっては大事な子どもである」といった言葉かけが不可欠となります。（※どんな小さなことでもよいと思います。）

・「ぼくはバカだ。○○ができないし、みんながバカだと言う」「ぼくはどうせ悪い子だ。いつも叱られるようなことをしてしまう」などの自分に関する否定的な言葉を繰り返す子どもでは、毎日の生活の中で叱られたり、自信を失うような出来事があり、劣等感をもちはじめています。そのようなとき、「ぼくが悪いのではない。自閉症があるから○○が苦手で、失敗してしまう。だから先生と相談してみよう」「こんなふうにするとうまくいく」といった手助けが必要であり、子どもがSOSを出しているととらえるべきです。

・子ども自身が、自分が周りの子どもたちと違うことに気づくことがあります。自分を周りと比較して「○○ができない」「どこか違う」と気づく力をもっていることを示します。そのようなとき、「ぼくは障害なの？　自閉症なの？」と自分から口にする子どもがいます。親たちの話題や家庭にある自閉症の本から知ったのかもしれません。このようなときも告知は避けられず、むしろ好機ととらえて子どもに向き合うことが

告知に対する反応

ほかの子どもたちと違って自閉症を持っているとわかることは子どもにとって大変な事態だと思います。ある中学生は「アスペルガーですか。いやですね、最低ですよ。普通がよかった」と述べました。自分の苦手さがどこからくるか、その由来は診断によってわかったものの、発達障害という事実が到底受け入れられず、拒否反応を起こしました。その後、紆余曲折を経て、次第に「仕方がない、自分だけでなくほかにもいるんだ」という気持ちに変化し、1年近くたって支援を受け入れるようになりました。

一方、アスペルガーを告知するために、「○○くんは、ほかの子どもたちとは物の感じ方や人付き合いの仕方が違う」と説明しても、それが何を意味するのかを追求しようとせず、それ以上の説明が進まない子どももいます。そうした例では概念的な態度の弱さがあり、本人の理解力に合わせて、少しずつ段階的に告知をすすめたり、またはグループ指導などの工夫が望まれます。

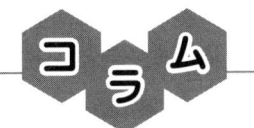

コラム　告知
こんなふうにありたい

告知についての質問や話題が診察室でも増えてきたと感じます。告知には次のような面があると思います。

1)「告知」という言葉について

「障害」や「診断」も同じですが、「告知」の場合も、言葉それ自体にマイナスのイメージが付きまといます。「障害」は「悪いところ、病気」、そして「告知」は「悪い部分があると宣告すること」という具合です。このような意味で「告知」を行うと、「告知」が「自分の欠点を素直に認め、受け入れて、それらを修正するためにがんばりなさいね」と本人に努力を求めているようなイメージになります。

「告知」をする側（家族、医療関係者、教師など）は、どのようなニュアンスで告知するかについて、慎重に、かつ自分の見解をもって臨みたいものです。

「診断は悪い部分を見つけることではなくて、脳のタイプの差に気づくこと」「障害は、多数派の社会で暮らす上ではいろいろな苦労や不都合がある、という意味であり、劣っているのではないこと」「支援は、タイプの違う人に対する接し方であること」といった理解です。

そこで「告知」は、「脳のタイプが違うことを自分で知っておくことで、いろいろなメリットがある」というイメージに変わります。「欠点を認めて受け入れなさい」ではなく「自

分のことをよく知っておくことは成功の第一歩だよ」と伝える雰囲気になると思うのです。
　「生きていく上で役に立つあなた自身についての情報提供」という意味で、「告知」を考えたいものです。

2)「告知」によって目指したいこと
　「告知」は目的ではなく手段です。「自己肯定感」をもつための手段だと考えます。自分が異なる脳のタイプの持ち主であることを知らないと「がんばってもできない自分はダメだ」と自信を失ってしまうかもしれません。せっかく高い能力をもっていながら、「人と同じようにできなくてはダメだ」と自分を追い込み、失敗を重ねて自信をなくし、意欲をうしない、せっかくの強みも活かすことができず、引きこもったり他者や社会全体に対して被害的な気持ちを抱いたりすることもあります。
　「告知」が、「他人と違うからこそできることがある」と思える大人になるための大事な指針として役に立つようにしたいものです。
　自分のことが正しくわかると、自分に対して肯定的な気持ちになります。つまり、「自分のことを正しく知ること」と「自己肯定感」は一体です。「告知」は、この「正しく自分を知ること」の手段だというわけです。
　告知によって、（自分の努力不足のせいだ、といった）罪悪感から解放される、同じ診断名の仲間がいることがわかって勇気がもてる、インターネットや書物などから有用な情報を得やすくなる、家族と診断に関することについてもフランクに話し合えるようになる、などの効用があると考えられます。

3)「告知」の手続き
　「告知」は単に診断名を告げるだけのことではありません。
　周囲が本人のもつユニークな感じ方やものごとのとらえ方を肯定的に評価することが大事です。「そんなところによく気づいたね」「あなたらしい感想ね。あなたと話すと楽しいなあ」などと、違いを良い意味でおもしろがり、味わい、関心を払ってほしいと思います。
　同時にその子の発達特性に合わせた手立て（たとえば、スケジュールの使用、視覚的な情報提供など）を用意して、その子が安心して過ごせるような支援を徹底して行ってほしいと思います。その際に、「この子の強みを活用するこの方法をなるべく積極的に使おう、この子に合う方法だからどんどん使おう」という姿勢で使うことです。そして子どもにも、「この方法だとあなたは力が発揮できるよね。この方法だと安心だね」という態度で接してください。
　周囲の大人がまず、その子どもの特徴を肯定的に受け止め、おもしろがり、味わうこと。その姿勢は子ども自身が自分を肯定的に受け止めるモデルとなるはずです。
　「診断名を伝える」のは、そのような流れの中に位置づけられます。正しく理解できていれば、つまり自己肯定感が育っていれば、それに名前がつくことによってその子の自尊心が傷つけられることはないと思うのです。

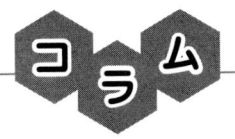

コラム　スクールカウンセラーによる支援
高機能自閉症の小中学生の面接を通して

　スクールカウンセラーは、県や市から派遣される臨床心理士（またはそれに準ずる者）が担当します。児童生徒たちだけではなく、家族や教師の相談にも応じたり、必要であれば、病院や児童相談所などの専門機関に紹介したり、家庭と学校の間の懸け橋の役割も担います。

　スクールカウンセラーとして学校で高機能自閉症の子どもたちと出会うのは、友だち関係や学習についての困り感が本人または家族にある場合、教師が指導に困り感をもっている場合、不登校や問題行動などが二次的に生じた場合などです。

　通常学級に在籍する高機能自閉症を持つ2名を通して、学校での様子とスクールカウンセラーの役割を見ることにします。

　Aくん　小学3年生。日課に沿えずマイペース。授業中は得意な算数・理科・図工はほかの子より早く終わるので、席を立ってほかの子にちょっかいを出したり、先生の話を最後まで聴かずに出し抜けに答えてしまうことが多い。

　苦手な国語はノートをとろうとせずぼんやりしていたり、授業には関係のない本を読んだりする。

　＜カウンセラーのかかわり＞
　担任がAくんの様子を家族に伝える。スクールカウンセラーが授業参観を行った後で担任・家族とカウンセラーの三者が集まり、Aくんが授業にうまく参加できるためにどのような工夫をすればよいのか一緒に話し合った。

　まずは担任に日課を目に見える形でみんなに伝えるようにしてもらい、早く終わった人は別の課題をするように前もって準備してもらった。また、机の中には必要なものだけを入れるようにクラス全体で取り組んでもらい、Aくんが気になるようなもの（本・めだかの水槽・折り紙などの作品）は後方に置いて目隠しをするなど教室のあり方にも工夫を取り入れてもらった。また、家庭でも宿題をするときはTVを消し、集中しやすい学習環境を作り、少しずつ落ち着きが見られるようになった。

　小学校で出会う高機能自閉症の子どもたちは、上の例のように行動や友だち関係・学習面など、複数の課題を抱え、担任教師一人だけでは対処できないという場合がよく見られます。

　中学校では、学習は問題なく、一見集団にも適応しているように見えても、対人関係でつまずいていたり、実力以上の目標をかかげ、それができないと自信をなくしたり、無気力になって、不登校の相談という形で出会うことも多いと感じます。

> Bさん　中学2年生。2学期より朝から腹痛を訴え欠席が続く。夏休みは塾・部活も休まずに行っていたが、夏休みの宿題が終わっていないのを気にしていた。欠席すると家では元気に過ごし、家の手伝いなどもする。土日は友だちと一緒に遊ぶこともある。
>
> ＜カウンセラーのかかわり＞
> 　Bさんの欠席が続き心配した家族と面接を行った。Bさんも一緒に来てもらうよう家族からも声をかけてもらったが、本人は同行することに応じなかった。家族が主治医からの情報提供書と知能検査結果を持参し、Bさんが高機能自閉症の診断を既に受けていることがわかった。それらを基に、家庭での対応について助言し、一方では学校でも本人が登校した日は個別の配慮をされるよう依頼した。
> 　その後、少しずつ登校できる日が増え、大好きな部活には参加したい様子が見られた。登校した日はしばらく休憩した後何事もなかったかのように教室に入り、部活まで参加して次の日は休むというパターンであった。カウンセラーが教師と家族にBさんの特徴を再度説明し、家族と一緒にサポートブックを作り、各教科担当の教師や部活の顧問にも、Bさんに合った対応の仕方を学んでもらった。

スクールカウンセラーから見た連携と引継ぎ

　学校によって、支援体制が整い、担任やほかの教諭・管理職・特別支援コーディネーター・養護教諭間の連携がうまくいっているところと、そうでないところの差があるのが現状です。小学校ではいろいろな立場の教師（担任・特別支援コーディネーター・養護教諭・特別支援学級担任）が子どもにかかわることができますが、中学校では教科制担任となり、高機能自閉症の子どもでは"特に問題のない生徒"として見過ごされている例も多いようです。

　新学年になり担任が替わる場合、前担任からの引継ぎはありますが、それをより確実にするためには、学校と保護者がお互いに情報交換することが大切であり、家族はそのための努力を欠かせないと考えます。

　子どもと担任との相性が合わない場合は、学校との関係を絶つのではなく、特別支援コーディネーター・養護教諭・スクールカウンセラー・学年主任などを間に入れて担任と連携をとっていくことをお勧めします。

連携に向けて相互に情報提供することの必要性

　子どもは日中の大半を学校で過ごします。学校の教師は自分のクラスの子どもが医療機関を受診した場合、診断や薬についての情報を欲しいと思っています。しかし、学校から医療機関に個人情報を求めることに抵抗や遠慮があるのが実際です。その際は、保護者が医療機関に情報提供や意見書を依頼し、学校と医療の橋渡しをしてもらうと支援

第9章　学齢期に起こりやすい問題と支援

がよりその子に合ったものになります。児童相談所や発達支援センター、適応指導教室などとの連携も同様のことがいえます。

卒業後への方向づけ

　一人ひとりに合った支援を学校で行い、卒業後も子どもが落ち着いて生活できるようになることが全ての関係者にとっての願いであり目標です。しかし、現在は落ち着いているという理由で、通院や相談機関の利用を家族の判断で中断し、結果的に支援が不十分となり、いつのまにか不適応を再燃させているというケースも学齢期には多いと感じます。

　小学校から中学、中学から高校へ進学する際は、新しい環境の下でも落ち着いた生活が続けられるように、十分な引継ぎと見守りをしておくことが不可欠だと感じます。そのためにも、医療機関または相談機関などの利用を何らかの形で継続していくことも意味があると思います。

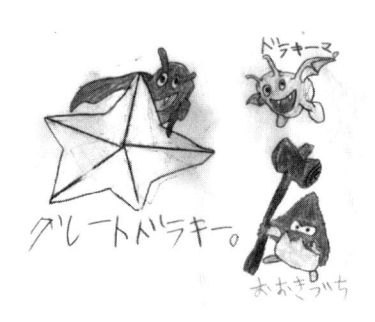

ゆうと画

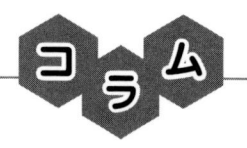

コラム 高校、大学の「相談室」で出会う「高機能」の生徒・学生たち

　高校や大学のカウンセラーとなり8年が経ちました。開始当時の教育現場では、「発達障害」についての認識は浅く、「入試を経てきている生徒・学生に該当者がいるはずがない」という声が圧倒的でした。実際に携わってみると、相談理由の背景に、発達障害の特性が影響している学生が実に多いことがわかり、その数は年々増えています。また、そのような学生のほとんどが、小・中学校では発達障害に気づかれず、高校・大学になって不適応状態となり、先生や家族の勧めで相談室を利用するようになった人たちです。ここでは特に、高機能自閉症やアスペルガー症候群、いわゆる「高機能」の人たちについて考えてみます。

高校や大学での相談が増えているのはなぜでしょうか？
　1つには、修学環境の違いがあります。小・中学校では、真面目で受動的なタイプでは、多少の苦手科目があっても長期欠席にならない限りは見過ごされやすいと思います。
　それに比べると、高校や大学では、出席日数や欠課数、合格点などの進級の基準があり、得手・不得手の差が大きい学生にはハードルが高くなります。また、大学では、履修単位の選択やレポート作成は必須であり、計画を立てることや、文章力の苦手さがあると、知能は高くても単位が取れないという結果になります。そのことで、留年や休学を余儀なくされたり、劣等感や挫折感を味わうことにもなります。
　2つ目は、青年期に重要となる仲間集団との関係です。学生にとって、「仲間」の中で自分の居場所を見つけると学校は過ごしやすく、自分自身や未来について肯定的になれますが、居場所を見つけることができなければ、学校生活を楽しめず、孤立感を覚え、自分自身や未来についても否定的なイメージをもつようになります。一方で、自閉症にほぼ共通するコミュニケーション特性のために「話の流れについていけない」「顔と名前が覚えられない」「相手の気持ちがわからない」「何を話していいかわからない」などの悩みを抱え、集団生活の中でさまざまな心の「壁」を体験していると思われます。
　相談室の利用が増えている3つ目の理由は、関係者の意識の向上です。平成17年の「発達障害者支援法」、平成19年の「特別支援教育」の始動によって研修会が開かれ、生徒・学生に対する見方が広がってきました。「授業中、居眠りする」「体調不良が多い」「督促してもレポートを提出しない」「会話がない」「真面目なのに急に問題行動を起こした」などの理由で相談室に紹介されることが多くなっています。以下に3例を取り上げます。

＜高校進学後、クラスに入れなくなったAさん＞
　志望校に入学し張り切っていたが、試験後、体調不良を訴え欠席が多くなった。家庭では、学校の話題になると「記憶力が悪くなった」とふさぎ込む一方、趣味には熱中するため本当に体調が悪いのだろうかと不思議がられた。生真面目で几帳面。

自分から話すのは苦手であり、問われたことに最少限の言葉で的確に応答し、その中で「顔見知りの多かった中学とは違い、高校ではクラスメートの顔と名前が覚えられない。記憶力が低下した」「クラスに入るのが怖い」と述べた。のちにアスペルガー症候群と診断されたが、本人は「これまでも人が苦手だった。これからは無理をしないでやっていこうと思う」と述べた。

＜レポートが提出できず、うつ状態になって休学したBくん＞
　大学3年の後期からゼミに来なくなった。先生が連絡すると、家族は通学しているはずだと言い、実はその時間、大学の部室で過ごしていたことがわかった。高校まで家庭学習の習慣がなく、宿題もしたことがない。大学3年になるとレポートも多くなり、試験も難しくなって対応できなくなり、部室で過ごす状態になってしまったと話した。

＜卒業を断念して進路を変更したCくん＞
　高校2年の後期に欠席が増え進級が危なくなり、担任が心配してカウンセラーに紹介となった。実は1年次から"視線が合わない""クラスでは全く話さない"生徒だった。面接の中ではきちんと話し、学校に馴染めないのは入学時からで、合宿の時は一人宿舎を出て、コンビニで過ごしていたという。2年の後期は"共同実験"が必修であり、自分には無理であり、卒業もできないから登校する意味がないと思ったと淡々と話した。

「相談室」でのかかわりを通して考えること

　生徒・学生の一人ひとりは特性の表れ方や受け止め方、適応の仕方などにさまざまな違いがあり、支援のあり方も、その人に合わせていくことが大切であることに気づかされます。その過程で、「発達障害」について、本人や家族、学校関係者にいつどのように伝えるのか、必要な支援は何か、専門機関を紹介した方がよいのかなどに、いつも頭を悩ませます。

　3名は、それぞれに自分の特性に合わせた道を歩むことになりました。共通しているのは、発達障害の特性を説明すると、驚いた様子ではあるものの「自分はなぜ、人と同じようにできないのだろうと悩んできたけれど、その理由がわかって安心した」と意外と納得して受け止めるという点です。

　面接を通して学んだ自己理解と肯定的な受け止め方が、その後の生活の中でも活かされ、「困った時は相談する」という方法を思い出してくれることを願っています。

　発達障害の説明に対して、「誰にでも得意・不得意はある。自分も似たようなところがあって苦労したが、必要に迫られて何とかやってきた」「世の中に出たら努力するし

かないのだから、診断を受けて特別扱いをしてもらわない方がいい」「診断を受けて、それが特性といわれると、本人があきらめて努力しなくなるのでは」「本人が悲観的になるので発達障害と言わないでほしい」「発達障害というと、事件を起こしやすい人と思われないか」等々の声が、家族や時には教師から聞かれます。これは「高機能」の人たちが味わう世間の壁でもあります。

　カウンセラーの役割は、そのような時も本人の側に立って家族や教師との橋渡しをする役であるようです。

今後の展望として
　現在、発達障害の人たちへのアプローチは「特別支援教育」の枠組みでとらえられ、会議を定期的に開き、支援について検討し、具体的な実践が積み重ねられています。その支援の具体的な例は、「視覚的な手がかりを用いる」「言語指示や説明は簡潔に行う」「課題の内容をわかりやすく提示する」「予定の変更は前もって伝える」などであり、学齢期の支援と同じですが、支援を要する領域は、友人関係・科目の選択・学力・実習・レポート作成・就労支援と各人で差があり、支援の度合いもさまざまです。

　社会的には大学全入時代を迎え、「初年次教育」を行う大学が増えています。「初年次教育」とは、大学生活の出発点でつまずかないように手助けするプログラムです。全学生を対象に、「学習支援センター」や「コミュニケーション・サポートプロジェクト」を立ち上げる大学も出てきました。

　特別支援教育は、このように高校・大学へと広がりました。就業についての支援も比重を増していくと思われ、スクールカウンセラーもそのような役の一端を担っていきたいと思います。

〈参考文献〉

丸岡玲子著　『サポートブックの作り方・使い方——障害支援のスグレもの』　おめめどう（自閉症サポート企画）　2005年

服部陵子・宮崎清美編著　『家族が作る自閉症サポートブック——わが子の個性を学校や保育園に伝えるために』　明石書店　2008年

門野晴子著　『星の国から孫ふたり——バークレーで育つ「自閉症」児』　岩波書店　2005年

吉田友子著　『「その子らしさ」を生かす子育て——高機能自閉症・アスペルガー症候群　改訂版』　中央法規出版　2009年

内山登紀夫監修、安倍陽子・諏訪利明編著　『特別支援教育をすすめる本②　こんなとき、どうする？　発達障害のある子への支援［小学校］』　ミネルヴァ書房　2009年

内山登紀夫監修、中山清司編著　『特別支援教育をすすめる本②　こんなとき、どうする？　発達障害のある子への支援［中学校以降］』　ミネルヴァ書房　2009年

第10章

二次障害

Q1 二次障害とは何ですか？

　自閉症の子どもたちは、対人関係やコミュニケーションの苦手さのために、情緒や行動の問題を起こし、それが本人の中では失敗や挫折の体験となり、叱責や非難を受けることによって心の内面では自信喪失や劣等感・人への不信・被害的感情などをもつようになります。それが中長期的に続くことによって、長期の不登校や引きこもり・うつ病・非行などの障害を発現する状態を二次障害と呼びます。医療の場では、青年期・成人期に二次障害を理由として医療機関を初めて受診し、発達障害を診断されるという人たちをしばしば経験します。そのような人たちは、早期から対人関係や会話などの問題があったものの、診断を受ける機会がなく、成人期に至った人たちであり、診断によってこれまでうまくいかなかったことの疑問が解けたと述べる家族が多いのが特徴です。

　早期に診断を受けた家族の中には、子どもの特性に合わせた支援を一貫して受け、二次障害を起こさないように気をつけて成人期に繋げたいと述べる家族も多く、とても大事な視点だと思います。できるだけ早期から言葉やコミュニケーションの指導を行い、構造化された（特性に合わせた）指導を行うのは、子どもに合わない指導による挫折や失敗を予防するためにほかなりません。二次障害は、このような意味で家族が知っておくべき問題でもあります。

　二次障害の典型的なものは以下のとおりです。

二次障害の種類

- 不登校※や引きこもり・社交不安障害（対人恐怖）
- 緘黙症
- うつ病・気力低下
- 非行（素行障害）・家庭内暴力
- 強迫性障害・解離性障害・不安障害などの神経症性障害

（※自閉症では、何らかのストレスによって一時的に不登校になることはしばしばであり、一過性であれば不適応状態（適応障害）とみなし、二次障害とは呼びません。不登校が長期化し、外出困難・引きこもり・家庭内暴力などの問題を発展させるようになった例では、二次障害と考えて対処する必要があります。）

二次障害への道のり

　二次障害はいきなり起こるわけではなく、次の図のように元々の特性や苦手さがあり（図10-1のA）、学校や家庭生活の中で、友だち関係のトラブルや集団不適応・学業の問題を

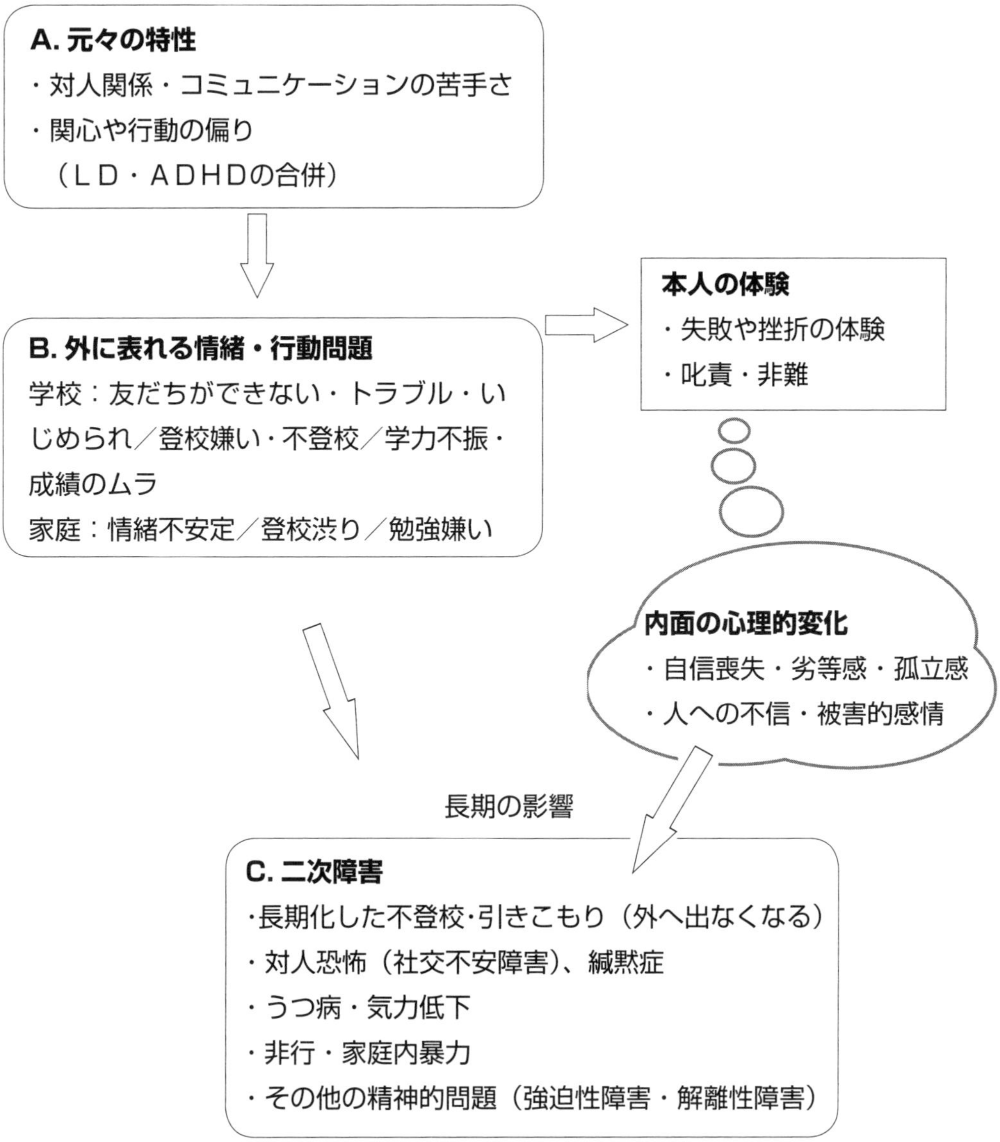

第 10 章　二次障害

A. 元々の特性
・対人関係・コミュニケーションの苦手さ
・関心や行動の偏り
　（LD・ADHDの合併）

↓

B. 外に表れる情緒・行動問題
学校：友だちができない・トラブル・いじめられ／登校嫌い・不登校／学力不振・成績のムラ
家庭：情緒不安定／登校渋り／勉強嫌い

→

本人の体験
・失敗や挫折の体験
・叱責・非難

内面の心理的変化
・自信喪失・劣等感・孤立感
・人への不信・被害的感情

長期の影響

C. 二次障害
・長期化した不登校・引きこもり（外へ出なくなる）
・対人恐怖（社交不安障害）、緘黙症
・うつ病・気力低下
・非行・家庭内暴力
・その他の精神的問題（強迫性障害・解離性障害）

図 10-1　二次障害への発展

繰り返し（図10-1のB）、その結果、自信喪失や劣等感・孤立感・人への不信・反抗・被害的感情などの心理的変化を起こし、それが解決されず長期化するとき二次障害（図10-1のC）に至ると考えるべきです。

自閉症の子どもによく見られる一時的な情緒不安定や対人的トラブル、不登校傾向などは、それ自体はさほど重大な問題に見えない場合でも、その原因や背景を十分に検討し、支援が行われるべきです。この章では、二次障害に繋がりやすい情緒・行動問題と、いくつかの二次障害を取り上げます。

181

Q2　登校したがらず情緒不安定です。

　自閉症の子どもは、対人的スキルやコミュニケーションの苦手さのために、通常であれば乗り越えていくはずの日常的な友だち同士のトラブルや活動に対処できず、それを情緒不安定や行動の問題で表現します。

　情緒障害や不適応の表現には以下のものがあります（これらをすぐに二次障害と呼ばないことは、180ページで述べました）。

- ・夜泣き・夜驚症・早朝覚醒（睡眠障害）
- ・泣きやすい・不機嫌・イライラ・乱暴など（情緒不安定）
- ・落ち込み・泣きやすさ・睡眠障害・自信喪失（子どものうつ病・うつ状態）
- ・食欲低下・腹痛・下痢・嘔吐・頻尿・失禁などの身体症状（心身症）
- ・登園や登校渋り・不登校（登校問題）
- ・チック障害（突発的な運動または発声）・トゥレット障害（多彩なチックが頻回に起こるもの）

新学期に起こる登校渋りと情緒障害

　新学期の環境変化（教室や担任教師の交代など）によって起こる泣きやすさや夜間の不眠、ひいては登校したがらないという問題は、残念ながら自閉症の子どもではしばしば相談を受ける問題です。新学期や新年度の意味を理解できず、不安や混乱が起こり、それが情緒障害と登校渋りに繋がります。クラスや教室の変更があることを理解できても、その変化に強い不安や心理的抵抗を覚える例もあります。次のケースも同様の例ですが、近年ではクラスが替わるときに、仲のよい友だちを同じクラスにしてもらったり、担任ができるだけもち上がるという配慮をする例が増えてきました。

こんな事例 42

●**担任のもち上がりで新学期の情緒障害を防いだ小学3年男児**●
　知的な能力は比較的高く、通常学級に在籍している。しかし、人に対して緊張しやすく慣れるのにとても時間がかかった。小学校入学後も、新学期の度に泣きが増え、夜は眠れず、朝の登校渋りが続いた。3年生になる際、クラスと担任教師の両方が同時に替わることに無理があると判断され、仲の良い友だちを同じクラスにする、担任教師はもち上がるなどの配慮がされた。3年のスタートはわりあい順調で、母も「今年は本当によかった、緊張を最小限にすることができた」と述べた。

新学期要因のほかにも、不登校のきっかけとなる学校内の出来事は多数あります。運動会や発表会・宿泊訓練・卒業式などの行事、友だちとのトラブル、転校などによる環境変化、教師からの叱責、勉強についていけない、教科に関心がもてない等々です。定型発達の子どもを対象に作られたカリキュラムについていくことに無理があり、学年が進むにつれて"学校がおもしろくない""学校はつまらない"と浮かない顔で明言するようになる子どもがいます。このような例では不登校の繰り返しや長期化の心配があり、本人の特性をよく理解し、充実した学校生活になるような個別の支援が欠かせません。

チック

　チックとは、不随的（自分の意思でない）に起こる筋肉の運動や発声であり、単純型（1つの動きのみ）と、複雑型があります。単純運動性チックには、瞬き・首振り・肩をすくめる・顔しかめ・口歪めなどがあり、自閉症の子どもでは幼児期から、苦手な会話の際に口歪めや瞬きがよく見られます。音声チックとは、咳払いやヒューと声が出る形のチックであり、咳が長引いているように見えて実はチックだったという場合があります。運動性チックには、机や自分の体を叩く・飛び跳ねる動作などで、チックが少し激しくなってきた形です。複数のチックが混在するようになったものをトゥレット障害と呼びます。チックは遺伝的な背景とストレスの双方が関与すると考えられ、男児に多いのが特徴ですが、環境調整と同時に薬物も有効であり、両方の併用を行います。

こんな事例 43

●環境変化によりチックが増減する小学2年男児●

　3歳で自閉症の診断を受けた。保育園の年長になり、運動会の練習が始まった頃から、目をパチパチとさせるチックが始まった。小児科でチック症だと言われ、運動会の練習量を減らしたところ、チックが減少した。その後も発表会や卒園式などの練習の度にチックが再燃し、首振りの動作が加わった。小学校入学後、特別支援クラスでは1対1の体制であったため落ち着いて過ごせたが、2年時にほかの新入生があり、環境が変わったのをきっかけにチックが再燃し、首振りも激しくなった。学校と家庭の話し合いで、教室でのほかの子どもとの交流や騒音などによるストレスを減らすために、個室を設けるなどの構造化が行われ、チックが明らかに減少した。環境改善と並行して薬の併用も必要だった。

心身症

　精神的なストレスのもとで、腹痛・むかむか（嘔気）・頭痛・ふらつき・めまい・発熱・頻尿・

足の痛みなどの身体症状（神経性に起こる身体症状）を合併する例が見られます。心身症は、精神的に解決できない問題が身体に表れる症状であり、症状を軽減して苦痛を和らげるための薬物療法と並行して、本人が苦痛だと感じている環境を改善することが、治療上不可欠です。

こんな事例 44

●むかむか・腹痛で受診した小学3年女児●

　幼児期からおとなしく、自分からほかの子どもに声をかけることがなかった。学校で嫌なことがあると、家庭で不満を言い、朝は「お腹が痛い」「ムカムカする」「足が痛い」などと言い、顔色が悪く、たびたび小児科で受診した。5年生では体調不良による遅刻・早退が増え、保健室行きが多くなり受診した。診察場面でも会話がほとんどなく、うなずき程度で応答するが、家族が間違ったことを言うと短い文で訂正した。受動型の高機能自閉症があり、学校集団は本児にとって、「周りが元気がありすぎてきつくなる」と言う。負担を減らす必要があり、きつくなったときの対処法や行事参加を調整する方法とともに、症状軽減のための薬物療法を行った。身体症状は徐々に減少したが、学校状況は基本的に変わりがなく、適応力の限界を示している。

　このような例のほかにも、朝起きができない・体力が続かない・疲れやすい・夕方に眠ってしまうなどの身体的な脆弱さをもつ例がありますが、子どもの甘えやわがまま・親の甘やかしと見なさず、身体的な苦痛に対してもケアを行う視点が望まれます。子どもは大人に理解してもらえることで安心し、相手の言葉も素直に受け入れるという関係が大事です。

緘黙症

　家庭では話してもよそでは話をしない状態は緘黙症と呼びますが、自閉症の子どもでも、緘黙症になる例が時々見られます。これは元々のコミュニケーションの不足と社会性の不足の両方が関連しています。苦手さがあり、恥ずかしいから人前で話さなくなるという心の防衛機制（バリア）が起こることが緘黙症のメカニズムです。緘黙症は、家庭では会話がよくできる高機能群の子どもにも起こります。

　以下は、幼児期から緘黙症が起きた例です。

こんな事例 45

●学校での緘黙と家庭での癇しゃくがある小学4年女児●

　1歳代から人見知りが強く、よそへ行くと表情が硬かった。3歳で入園したとき、子どもの中に入れず、先生とはようやく小声でやり取りした。幼稚園からの勧めで受診し、アスペルガー症候群の疑いがあると言われた。年長の発表会のとき緊張して声が上ずり、男児が笑ったのを気にして幼稚園での発話が減り、ほとんど話さなくなった。学校では教師が仲の良い子どもといつも一緒に過ごせるように工夫し、その子どもとの間では小声で少しだけ話したが、トイレに行かず、給食も食べない状態が続き、帰宅後は毎日のように癇しゃくを起こした。

　この例では、学校生活の中での緊張と自信のなさがあるため、抗不安剤少量の服用を開始したところ、学校から帰った後の不機嫌や癇しゃくが減り、夜の睡眠（寝付き不良）が改善しました。

　子どもによっては、緊張のために教室に入れない・給食が食べられない・エンピツが持てない・トイレに行けない・体育の着替えができないなど、行動制限が広がることがあり、そうした例では集団適応の困難さに十分配慮した学校生活を組み立てる必要があり、また上の例のように、緊張を軽減させる薬物もある程度有効です。

緘黙症の長期経過

　先に述べたように、緘黙症は自閉症の子どもの心の防衛であり、元々の苦手さを考えるならば、容易に解決するものではありません。しかし、学校の中で話しやすい状況を作ることによって（たとえば仲の良い世話役の子どもと隣同士の席にする）、問題が幾分とも軽減するケースや、学校外活動などで話すことが自然な場面では話せるといった緘黙症の例もあり（たとえば、学校では話せないがピアノ教室やダンス教室では話せる）、少しでも話せる場を見つけることも大事です。高校まで話さなかった女子は、卒業を前にして卒業後に対する不安が強くなり、卒業後の話し合いをする場面で初めて、家庭を離れたくない気持ちや今後への不安を言葉にしました。このままでは家庭から離れなくてはいけないという危機的な状況の中で、防衛を解いて発話したと思われます。本人の心の防衛を理解する大切さを教えてくれた例です。

Q3 被害的になりうつ症状もあります。

　子どもでは、うつ病を主訴に受診することは少なく、不登校や癇しゃくなどの情緒不安定を理由に受診し、そのような症状や行動の背後にうつ病があるというふうに診断します。うつ病、またはうつ傾向があると診断する例では、現象としての不登校とともに、家庭でのイライラや癇しゃく・物に当たるなどの情緒不安定があり、同時に、些細なことで泣きやすい・自分はダメだとすぐに悲観的な気分になるなどのうつ思考があり、時には「死んでしまいたい」「自殺する」などの言動を伴うこともあります。特に、いじめを受け、本人が自分の置かれた立場に深刻に悩んでいるようなケースでは、「自殺する」といった言動が見られやすく、実際に道路に飛び出そうとしたり、飛び降りようとする行動も生じるため、そのような例ではうつの合併があるかどうかの診立てが重要です。大人のうつ病と比べると、症状も本人の訴えも差があり、「子どものうつ病」と呼んで、それに合わせた治療方針を立てます。

こんな事例 46

●いじめられが続き「死にたい」と言う小学6年男児●

　幼児期に高機能自閉症の診断を受けた。友だちと遊びたがるが、ルールがわからずトラブルになることが多かった。小学5年から本人の言動をわざと真似するからかいが続き、「いじめられる」「友だちができない」と訴えるようになり、家庭でのイライラの様子や泣きやすさ、登校渋りなどが続き、小学6年では「死にたい」とマンションのベランダから身を乗り出すような行動が表れて受診した。診察室でも泣きやすく、抗うつ剤服用を開始した。

　この例では、学校全体が落ち着かず、環境調整に時間がかかり、うつの回復に1年以上を要しました。
　成人期にうつ病で受診する人たちの状態は、より深刻です。長年の学校時代の不適応や、就業上の失敗を重ね、「もう仕事はこりごりだ」「何をしてもうまくいかない」「自分は何一つ良いところがない」という感情をもち、長年の苦労がうかがえます。

そのほかの二次障害

　成人期に強迫性障害や不安障害の主訴で受診する人たちの中にも、高機能自閉症やアスペルガー症候群を背景に持つ人たちが時々見られます。背景にある対人的苦手さやコミュ

ニケーションの苦手さのために、現実適応がうまくいかず、強迫症状などの神経症的な症状を発現する人たちです。

強迫性障害

　強迫症状は、特定のある行動（強迫行為）または思考（強迫思考）を頻繁に繰り返す症状であり、医学的には強迫性障害と呼びます。本人自身は不合理だとわかっていてもそれを繰り返してしまう行動と定義しますが、発達障害を背景に起こる強迫症状では、本人の不合理性の自覚は必ずしも問題となりません。

　強迫行為には、手洗いの繰り返し・何らかの動作の頻回のやり直し（たとえば、ドア閉めや着脱の繰り返し）・整理整頓への極端なこだわりとその確認などがあり、強迫思考では不潔恐怖・病気への恐れ・自分が悪いことをしたのではないかとの恐れなど、さまざまな形をとります。児童に起こる強迫症状では、家族、特に母親を巻き込む特徴があり、強迫行為を見てくれるように頻回に求めたり、それが受け入れられないとイライラや暴力へ発展することもあります。強迫症状が強くなると、生活の大部分を強迫に費やし、それ以外の学校生活や家庭生活がほとんどできなくなります。

こんな事例 47

●自信喪失を背景に強迫症状を生じた小学4年男児●

　幼少期から几帳面で整理整頓にこだわった。言葉や読み書き学習・友だち関係などに少し遅れがあり、小学校では教室の中で受動的に行動し、お利口すぎるといわれてきた。何事にも自信がなかった。小学4年時、自分が隣の女児の工作を壊したのではないかと心配するようになり、次々にいろいろなものへの心配に広がり、母親に壊したのではないか？　大丈夫か？　と繰り返し聞くようになり、テレビニュースを観ても、自分にも災害が起こるのではないか？　病気になるのでは？　と強迫が広がった。登校は不規則となり、動作に時間がかかり、外出もできなくなって受診に至った。

　この例では、強迫症状が受診のきっかけとなり、高機能自閉症の背景がわかりました。一方、幼児期に診断を受けた子どもたちでも、精神的な不安定さをきっかけに強迫症状が始まることがあります。強迫性障害の治療は、薬物療法と行動療法、精神療法の組み合わせで行うのが原則ですが、自閉症を背景とする場合には、強迫症状を成立させている元々の適応困難や、家族の巻き込まれ状態を含めて環境にアプローチすることがとても大事です。

　その他、不安障害で受診する人の中には、元々の対人的な苦手さの結果、人ごみの中では緊張が強くて外出できず、時にはパニック発作を起こすようになる人があります。また、

現実適応があまりにもむずかしい結果、健忘や人格交代などのいわゆる解離性障害を起こす例があり、これは長期的な不適応の結果生じた二次障害にあたります。このような人たちは、成人の外来を受診し、そこで背景の発達障害を疑われるという経過をたどります。

幻覚妄想などの精神病症状

周りに人がいないのに声が聞こえるという幻聴や、誰かに見られている・悪口を言われているという被害的な内容の妄想は、通常では精神病的症状と呼ばれ、統合失調症の発症を疑う症状です。自閉症の子どもの中に、特に中学生以降の年代で学校生活や友だち関係がうまくいかず、精神的な不安定さが強くなり、幻聴や妄想を発展させる例があります。そのような例では、精神科で統合失調症の疑いで治療を開始することも実際に起こりますが、典型的な統合失調症とは様相が異なり、自閉症やアスペルガー症候群に診断変更されることになります。

こんな事例 48

●幻視・幻聴をもつ中学生男子●

小学時から、友だちと対等に交流できず、いじめられる・嫌なことを言われる・のけ者にされるとの言動があった。そのつど家庭と学校で話し合い、子どもを安心させる対策がとられたが、頭痛や夜間の不眠・激しい腹痛などにより救急受診を要することもあり、情緒不安定と身体症状の両方を繰り返した。中学1年時から「人の顔が見える」「悪口が聞こえる」という訴えが始まり、幻視・幻聴が疑われた。しかし、幻視・幻聴は浮動的であり一貫性がなく、高機能自閉症と学校不適応を背景に生じた症状と判断した。その後、高校でも悪化を繰り返したが、卒業後作業所通所を開始し、生活が安定したことで幻視・幻聴もほぼ消失した。

妄想とは違って、イマジナリーコンパニオンと呼ばれる症状を持つ例があり、これは、文字通り空想の中の友だちです。定型発達の子どもでは、幼少期に表れることがあり、のちに消失します。しかし、ある高機能自閉症の青年は、心の中に架空の人物を作り、自分の心理状態に応じてその人物に叱られた・悪口を言われた・慰められたなどの訴えをあたかも現実であるかのように述べたために、前医のもとで統合失調症の診断を受けました。

素行障害（非行）

ADHDでは、多動性や衝動性のためにほかの子どもに乱暴する・ケガをさせる・物を壊すといった行動の問題が起こりがちです。そのような行動の問題が適切に対処されず重

度となり、年齢相応の社会的ルールを逸脱するようなレベルになれば、素行障害と診断します。それらは頻繁で激しい癇しゃくや口論・ルールの拒絶・相手を故意に苛立たせる行動・嘘言・頻繁なケンカ・盗みなどであり、その中で相手にケガをさせる・物壊し・性的行為の強要・家宅侵入などの行動が1回でも見られるときは素行障害と診断します。このような素行障害は、ADHDが年齢とともに発展していくと考えられています（第2章Q6を参照してください）。

　自閉症やアスペルガー症候群でADHD合併があるとき、ある時期に非行に至り、そこで初めて診断される例があります。ある高校生は、校内で暴力をたびたび起こして家裁送致され、そこで会話力や対人スキルの不足、融通の利かなさなどから高機能自閉症の診断を受けました。小学校では多動があり、ほかの子どもと交流できず、いじめを受けることが続きました。中学以降いじめられがエスカレートし、不安と怒りを内面に溜め込んだ挙句、学校での暴力が起きたと判断されました。関係者間で自閉症とADHDに合わせた方向づけを話し合い、特別支援を受けるようになりました。

　その他、万引き・家宅侵入・バイク盗・金銭持ち出し・性的非行など、多種類の非行が自閉症の診断のきっかけになります。

虐待の受けやすさ

　幼児期から落ち着きがなく、注意してもいたずらを繰り返し、相手の気持ちが理解できないという子どもでは、激しい叱責を受けたり叩かれたりを繰り返した結果、相手に対する恐れや不信感や「自分は悪い子だ」というイメージをもつようになります。子どもの指導のためという理由であっても、激しい体罰や叱責、また言葉による否定（「悪い子だ」「うちにはいらない」と叱るなど）は、子どもの側から見れば虐待にあたります。おとなしく受動的な子どもであっても、生活スキルの獲得が遅れたり、友だちと遊べない・勉強をしたがらないといった問題のために叱られたり言葉の暴力を受けることも虐待にあたります（心理的虐待）。また、受動的な女児では自分から周りに訴えられないために性的被害を受けやすいことにも注意が必要です。

　親自身が身体的な病気や発達障害を持ち、入浴や着替え・持ち物の整理・室内の片付けなどができず、時には食事や睡眠も規則的に行えないという場合は、親自身が気づかないまま（自覚がない）、養育不十分（ネグレクト）といわれる状態に陥ることが問題です。定型発達の子どもに比べれば、養育困難を起こしやすい自閉症の子どもでは、このような虐待という要素も加わりやすいことを念頭に置く必要があります。実際に、被虐待児の中にはかなりの割合で発達障害の子どもが含まれることが知られています。

Q4 二次障害は予防できますか？

　子どもたちは、毎日の生活の中で嫌なことや不満を親や教師に訴え、それによって大人は問題に気付いて対処を考えます。

　不満や不安を言葉で訴えることができない自閉症の子どもでは、周りが気付かないでいると情緒や行動の問題が起こり、内面の自信喪失や不信を起こし、ひいては後年の二次障害に発展する可能性をQ1で述べました。

　経験を積んだ母親たちは、「子どもの不安定さの原因が○○であるに違いない」と子どもの代弁者になって理解し、対処するようになります。話を聞いていて見事だと感動する親子にもよく遭遇します。

　ある家族は、「子どもにいろいろな苦手さがあっても、そのための失敗をできるだけ予防し、いろいろな工夫や支援によって成功体験を増やし、自己肯定感や情緒の安定に繋げることが支援の目標だ」と述べます。まさにその通りだと思います。

　子どもに何らかの情緒・行動問題が起きたとき、支援者の共通理解のもとでそれに十分対処し、適切な方向付けを手伝うことによって、二次障害は予防できると考えられます。

家庭との協調

　家族が行事前で子どもが不安定になったことを学校に訴えても、「将来もいろいろなストレスに耐えていかなくてはいけない」と言われ、理解してもらえない・対処してもらえない、と嘆く家族が少なくありません。

　また、家庭ではとても不安定であっても、学校でそれが表れるとは限りません。むしろ、学校では我慢して活動に参加し、その反動で帰宅後に不安定となり、夜間の不眠や身体症状、朝の登校拒否などで表現するというパターンがよく見られます。ベテランの教師はそのことを理解して対処してくれますが、経験が不足する若い教師の中には、外から見えない子どもの内面について理解できず、「今、きついことも練習しておかないと将来困るのではないか？」「社会生活ができないのではないか？」と言われて、家族の方が困惑する例があります。学校と家庭とでは、場による表現の違いがあることを前提として、家庭状況も十分視野に入れた支援のあり方が望まれます。

　特に、新学期や運動会などの行事で情緒不安定になる子どもの例は、第9章のQ3「新学期や行事で情緒不安定になります」の記述と事例を参照してください。

第11章

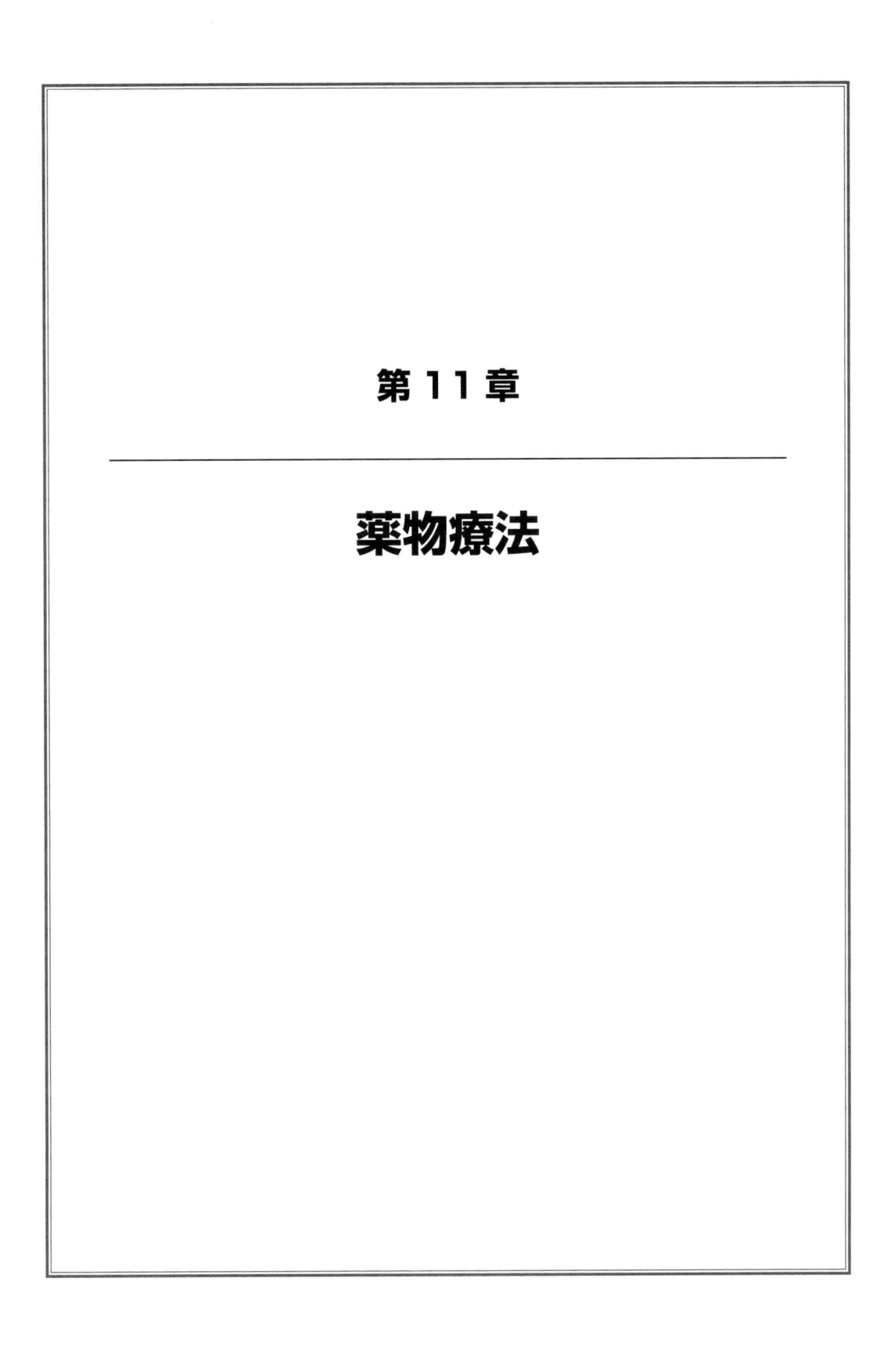

薬物療法

Q1 どんなときに薬を使いますか？

　自閉症を直接に治療する薬はありません。薬は対症療法として、つまり、ある特定の症状や行動を改善する目的で使います。薬物を使うのには原則があります。ある行動で子どもや周りが困っているときに、まずはその行動に関連すると思われる原因を取りのぞいて、環境をできるだけ変えてみることが必要です。それでも行動が改善されず、環境変化だけでは限界がある場合に薬物による治療を考えます。実際に薬物治療の対象になる症状は自閉症に合併することが多い以下のような行動や症状です。

- 睡眠障害が強い：乳児期から睡眠が不規則で、どんなに環境を変えてみても寝つかない、または夜中に目を覚ましてしまう・早朝に覚醒する・夜泣きが激しいといった問題のとき。元々は順調だったものの、何かのきっかけで睡眠障害が起きたとき。子どもでも比較的安全に使える抗精神病薬（いわゆる安定剤）や抗ヒスタミン剤、ときには漢方薬を体重や年齢を考慮しながら少量使用します。
- 多動がはげしい：多動のために１つの遊びや活動に集中できず、学習（いろいろな行動の習得）がうまくいかないとき。構造化などの環境改善だけでは限界があり、飛び出しによる危険やケガの心配があるとき。ADHDの合併についての評価も必要です。
- 情緒不安定で、泣く・怒る・癇しゃくを起こす・パニックがあるとき：環境や指導内容を工夫してもうまくいかないときに使用します。
- 感覚の過敏さ：痛みや聴覚、皮膚の触覚、味覚などの過敏さのために苦痛を感じたり、活動が広がらないために発達をさまたげると考えられるとき。過敏さをやわらげるための工夫に限界があるとき（環境を工夫して無用な刺激をさける、イヤーマフなどの道具を使うなどの対処が優先される）。
- 自信喪失や情緒不安定さ、うつなどの症状：学齢期や思春期以降になって学校生活や社会生活がうまくいかないために、食欲不振・不眠・気分の落ち込み・イライラや攻撃性などがみられるとき。
- てんかん発作：(第２章Q１「もっと詳しく　てんかん発作の合併について」〈39ページ〉を参照してください)。

Q2 自閉症で使われる薬はどんな薬ですか？

　自閉症への治験が行われ、厚生労働省が自閉症への使用を認可している薬剤は現在まではピモジド〔商品名オーラップ〕だけです。自閉症では薬の服用自体が苦手であり、また、薬物の効果は個人差が大きく、さまざまな薬物以外の要因に影響されて効果の評価が難しいことに関連して、治験自体がなかなか行われにくい現状です。臨床の現場ではピモジド以外の〔認可薬でない〕薬を処方する例も増えています。ピモジドなどの神経作用薬は興奮型神経ホルモンであるドーパミンを抑制する作用をもち、その結果として多動が落ち着いたり、不安定さが軽減しますが、薬の効果や副作用（眠気、動作が不活発になるなど）は個人差がとても大きいために、薬の量の加減に十分注意し、家族や保育園・学校と情報交換をしながら協同作業をする心構えが必要です。

　自閉症で使用されることの多い薬物と対象となる主な症状は以下の通りです。

ピモジド〔商品名オーラップ〕

　日本で自閉症の治療薬として厚労省に認可されている唯一の薬です。比較的初期の睡眠障害や癇しゃくの強さに対して適用され、服用すると寝つきが改善するため、睡眠リズムを作る補助的な手段として処方する例があります。服用によってある程度寝つきが改善してくれば、その後は運動量が年齢とともに増えて、薬がなくても一定の時間に寝付けるようになる、または夜間の覚醒がなくなるという子どももよく見られます。

リスペリドン〔商品名リスパダール〕

　成人の統合失調症の治療薬（向精神薬の1つ）であり、ドーパミンなどの神経活動を抑えることによって興奮や癇しゃくが減少し、それによって子どもが落ち着いた状態の中で望ましい行動を身につけやすくなるという効果があり、自閉症では少量を慎重に使うことがあります。同様の薬として、ハロペリドール〔商品名セレネース〕があります。

　睡眠障害に対しても、夕食後や寝る前に少量を使用して夜間の不安状態を和らげて寝つきを改善する目的で使用します。抗ヒスタミン剤も同じように睡眠改善の目的で使用することがあります。

抗うつ薬（SSRIなど）

　セロトニンの機能を改善する薬であり、うつ病や強迫性障害・社交不安障害などを合併するようになった例で適用します。

ADHD治療薬

　多動に対する薬物は2007年にメチルフェニデート〔商品名コンサータ〕がADHDの治療薬として認可され、2009年にはアトモキセチン〔商品名ストラテラ〕も使用可能となりました。自閉症であっても明らかにADHDの合併があり、その症状を改善することで全体の発達に良い影響があると期待される場合には処方されることがあります。主治医と相談してください（本章Q3を参照してください）。

こんな事例 49

●興奮・不眠が薬の服用で改善した5歳男児●

　言葉の遅れその他により2歳半で受診した。声をかけても反応がなく、診察中に椅子を回したり、その場でのくるくる回りを繰りかえした。偏食がひどく米飯はほとんど食べなかった。家庭では、その場でジャンプしたり回転したりする常同運動が多く、また目についた物に突進していき事故にあいそうになった。5歳のとき、夜興奮してなかなか寝つけず床を踏み鳴らしたり、ジャンプするために管理人から苦情が出された。睡眠と行動の安定を目的にリスペリドンを処方。その後、行動が落ち着き、ジャンプもほぼなくなった。着席して活動に取り組むようになり、キャラクターの絵を描くようになった。

こんな事例 50

●興奮とパニックが薬の服用で軽減した小学4年男児●

　幼児期に高機能自閉症の診断を受けた。学校でのトラブルを主訴に受診。かかわりへの応答が薄く、気が向くと自分の関心事を一方的にしゃべり続け、学校では言葉を字義通りに受け取って本気になって怒り、トラブルやパニックの原因となっていた。4年になり、クラスと担任の交代をきっかけに毎時間のようにパニックが起こり、時には学校を飛び出した。家庭でも弟とのけんかやイライラ・こだわりが増え、それらの軽減を目的にリスペリドンを処方し、問題の軽減が見られた。

薬をのみ始めるとずっとやめられないのですか？

　自閉症の薬物治療は、対症療法（症状に対する治療）であり、必要な時期に使うのが原則です。したがって、標的となる症状（興奮やパニック・睡眠障害など）が落ち着き、薬物なしで過ごせる時期に入れば、薬物治療は中止します。ただし、自閉症の子どもたちが持つ発達の不均衡によって、何歳になっても興奮しやすさや癇の強さ・睡眠障害などが続くという場合には、薬物を続けることが役に立ちます。人への緊張が強く、そのために教

第 11 章　薬物療法

室に入れない・登校できないという場合や、ADHDで集中困難や不注意が中長期的に続く場合には、薬物は機能不全を補うために処方されます。どこまで薬物を使うかは主治医とよく話し合ってください。

喘息や風邪、アレルギー、酔い止めの薬との併用ができますか？

基本的に、自閉症やADHDの症状に対して処方されている薬（抗精神病薬、睡眠導入薬、中枢神経刺激剤など）と絶対併用してはいけない（禁忌と言います）薬はありません。一部の薬（ピモジド）は抗生剤とは併用禁忌です。

風邪薬の中には、通常抗ヒスタミン剤が入っていて眠くなることが多いので、安定剤や睡眠導入薬の効果がいつもよりも強く出る場合があります。眠気がかえって安静に役立つようであればそのままで良い場合もあり、風邪のために元気がなくていつもより眠れるという場合には、普段の安定剤や睡眠改善のための薬を飲まなくてもよいでしょう。

乗り物酔いの薬にも抗ヒスタミン剤が使われることが多いので眠くなるかもしれませんが、眠っている方が車に酔わなくて楽なことも多いので、この場合もいつも通りに飲んでかまわないと思います。

重篤な症状がある場合（高熱でぐったりして食事が取れないとか、喘息発作や肺炎などの症状で呼吸がとても苦しい、など）は、多動や興奮などの問題はみられないか減少するため、普段の薬は飲まずに、身体疾患の治療に専念してください。ただし、普段の薬を中止することによって不眠が起こり安静が保てないという場合には、いつものように併用した方がよい場合もあります。

一般に抗精神病薬（安定剤）を使うことで、けいれん発作の閾値が低下してけいれん発作が起こる例が稀に見られます。このようなとき、薬がけいれん発作を誘発したというよりも、元々脳波異常があり、そのためにてんかんを起こす例の方が多いことが知られています。そのような場合は、てんかんの初発を疑って脳波検査などを受けて診断を確定します。

インフルエンザの予防接種を受けてもよいですか？

発達障害の症状に対して安定剤や睡眠導入薬、また中枢神経刺激剤などを服用している場合も、原則として、インフルエンザの予防注射を受けてかまいません。

インフルエンザに罹患すると、高熱や頭痛、身体の痛みなどがあり、肺炎などの合併症が起こる危険性もあります。身体面の苦痛だけでなく、普段の生活が制限されること、通院や治療に伴うストレス（ふだん行きつけない場所、よく知らない病院スタッフ、何をされるのか見通しがたたない状況、服薬を強制されること）を受け、心理的な苦痛も大きくなります。むしろ予防注射を受けて、罹患しないようにする方が望ましいと思います。

インフルエンザの問診表に「現在、何か病気にかかっていますか。治療（投薬など）を

受けていますか。その病気の主治医には、今日の予防注射を受けてもよいと言われましたか」という項目があります。発達障害で薬を服用している場合、この項目に該当するため、家族が心配したり、接種を行う医療機関で処方医の許可を確認したりします。したがって、予防注射を受けてよいかどうかを主治医に確認して予防接種を受けに行かれることをお勧めします。

　ひきつけ（けいれん）を起こしたことがあっても接種ができないわけではありませんので、接種医療機関で相談してください。

学校の宿泊訓練や療育キャンプでよそに泊まるとき寝られません。そのようなときだけ服薬する薬があると聞きました。

　元々睡眠障害の傾向があり、また、よそに行くと不安や緊張が強いタイプの子どもでは、いつもと違う場所で家族と離れて寝ることに不安を感じ、一晩寝つけなかったという子どもも少なくありません。そのようなとき、抗精神病薬（安定剤）や抗不安薬を年齢と体重に合わせて服用することで寝つきが改善するため、外泊時のみ処方することがあります。

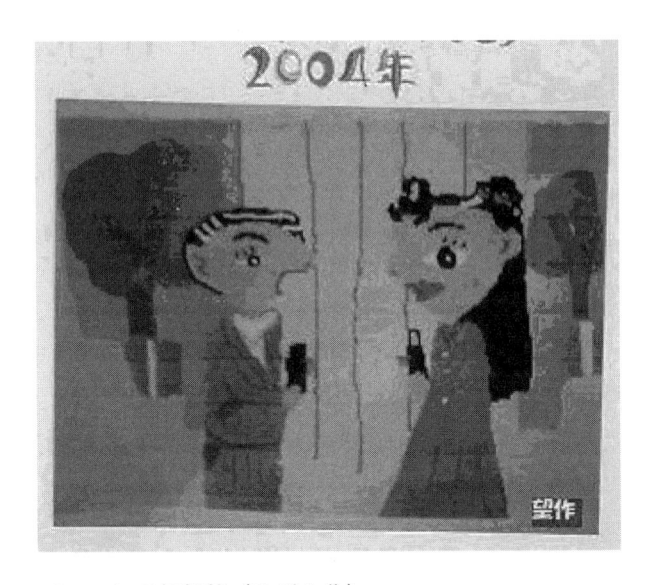

パソコンで年賀状（のぞみ作）

第 11 章　薬物療法

Q3　ADHDの治療薬ができたと聞きました。

　ADHDは、不注意や多動・衝動性を特徴とする障害であり、脳内の神経伝達ホルモンの機能不全があると考えられています。ADHDの治療薬として開発された薬（メチルフェニデートとアトモキセチン：商品名はコンサータとストラテラ）は、それぞれ別の神経伝達ホルモン（ドーパミンとノルアドレナリン）を活性化し、それによって不注意や多動・衝動性などを改善します。服用によって多動が減少し、行動が落ち着くことで、これまでにできなかった課題ができるようになったり、周囲に認められることによって一層落ち着くという改善が期待できます。メチルフェニデートは、効果はあるものの依存性が問題でした。子ども用に認可された今回の薬剤では、朝1回の服用によって夕方まで効果が持続するために、この問題はほぼ解決しました。ADHDと診断できるかどうかを十分評価して服薬すれば、子どもによっては有効性が比較的わかりやすい薬物です。なお、副作用として、食欲不振・寝つき不良・頭痛・悪心などがあり、十分な注意が必要です。

こんな事例 51

●多動や集中困難・覚醒の低さのため、ADHD治療薬を開始した小学2年男児●

　幼児期は自分の思うようにならないときの癇しゃくや、自分のやり方へのこだわりが強く、養育困難が続いた。小学2年になり、ひらがなの読みや言葉での要求が増えたが、机に座って学習できる時間が短く、離席が多く教師が連れ戻すと、それを振り切って廊下へ飛び出した。昼前になると床への寝そべりが増え、教師が声をかけると癇しゃくを起こした。多動や集中困難・覚醒の低さが目立つことを手がかりにメチルフェニデートを開始し、明らかに行動の改善が見られたが、食欲不振が続くためアトモキセチンに変更し、現在のところ同様の効果を維持している。

おわりに

「特性を理解し、それに合わせた支援をする」——言葉で表せば当然のことですが、自閉症をめぐる状況は未だ問題が山積し、自閉症の理解は容易でないのだといつも痛感します。

専門医の不足、療育の場の不足、教育の中の支援不足等々、親たちの悩みは尽きません。そのような中、この40年間に医学も支援も多数の情報が手に入るようになりました。

本書はそのような知見を初級・中級者用にわかりやすく記載するように努めました。編集執筆にあたり、たくさんの方の協力を得ました。一番の協力者は日ごろ、私たちに身をもっていろいろなことを教えてくれる子どもたちとその家族です。

執筆の協力者も多数です。有薗祐子医師（くまもと芦北療育医療センター、はっとり心療クリニック非常勤医師）には、医学の領域を、橋口美代子先生（熊本県こども総合療育センターくまのこ園）には、行動問題について多大の執筆協力を得ました。お二人に深く感謝いたします。

精神科臨床の立場からは松野美紀医師（城ケ崎病院）に、スクールカウンセラーの立場から吉川麻依子先生と植村孝子先生（いずれもはっとり心療クリニック非常勤臨床心理士）に依頼しました。通園については知的障害施設なでしこ園の水橋さおり先生と植田しげ子先生にご協力いただきました。

言語指導のコラムとミニセミのコラムは、宮崎清美先生と西玉恵さん（はっとり心療クリニック非常勤言語聴覚士および看護師）にお世話になりました。

家族の立場からは森下愛子さんと渡邉由佳里さん、丸野恭子さんに、コラムそのほかについて協力を得ました。実践の報告に感謝します。

前田直子さん、重松美保さん、渡部美香さん、土村尚子さん、靎田常子さん、永田ひとみさん、井野千絵さん、くほんじ保育園、帯山幼稚園、その他、多数の家族や教師・保育士の方たちから私たちが学ぶことも多く、本書でもその取り組みを紹介しました。

自閉症を持つ子どもたちの作品を載せてページを飾らせてもらい、名前を入れました。楽しくユニークな作品に心からお礼を申し上げます。

最後に編集に心を砕いて下さった明石書店大江道雅さんと清水聰さん、そして原稿作成の協力者高宮由香さんと宮本知枝さんに感謝申し上げます。

自閉症を持つ人たちの心と生活の安定を願いつつ……。

2011年2月1日

服部陵子

索　引

【あ行】

愛着行動 ………………………… 34,60,66
アスペルガー症候群 ……………… 12,13,44
アトモキセチン ………………………… 194,197
安心できる環境 ………………………… 58,62
いじめ ………………………… 156,160,161,186
いたずら ………………………… 60,112,113,189
遺伝 ………………………………… 15,18,19
陰性の強化子 …………………………………… 62
インフォメーション・シェアラー ……… 136
ＷＩＳＣ－Ⅲ ………………………… 25,26
ウェスト症候群 ……………………………… 18
うつ（うつ病） ………… 180,181,182,186
運動会症候群 …………………………… 163
英国自閉症協会 …… 73,76,77,99,146,160
ＡＤＨＤ ……………………………… 53,54,55
ＡＤＨＤ治療薬 ………………………… 194,197
ＡＢＡ ………………………………… 61,140
絵カード ……………………………… 87,90,91,93
ＭＲＩ ………………………………… 15,17
エリック・ショプラー ……… 99,104,114,127
ＬＤ ………………………………… 50,51,52
援助要請 ………………………………… 84,86
お出かけグッズ ………………………………… 102
オーラップ ……………………………………… 193

【か行】

ＣＡＲＳ ……………………………… 23,130
カームエリア …………………………………… 125
書きのＬＤ …………………………………… 50
カナー症候群 …………………………………… 46,47
感覚過敏 ……………………… 79,117,118,125
環境の構造化 …………………………………… 58
癇しゃく ……………………… 20,111,112,113,114
緘黙症 ………………………………… 180,184,185
関連機関の利用 ………………………… 131,159

虐待 ………………………………………… 66,189
キャロル・グレイ ……………… 136,138,143
教育相談 ………………………………… 50,148,149
共同注意 …………………………………………… 34
強迫性障害 ……………………………… 180,181,187
興味の偏り ………………………………… 20,38
計算のＬＤ ……………………………………… 51
結節性硬化症 …………………………………… 18
原因 ………………………………………… 15,16,17
高機能自閉症 …………………………………… 44,46,47
好子 …………………………………………… 96,141
構造化 …………………………… 99,124,125,126,127
行動学習理論 …………………………… 61,113,140
行動のチェックリスト …………………… 135
広汎性発達障害 ……………………………… 12,44
声の大きさ …………………………………… 109
告知 …………………………………… 170,171,172
心の理論 ……………………………………… 39,40
こだわり ……………………………… 37,114,119,121
言葉のＬＤ ……………………………………… 51
言葉の指導 ……………………………… 86,87,88
個別の支援計画 …………………………… 150
個別の指導計画 …………………………… 150
コミック会話 ……………………………… 136,137
コミュニケーションカード ……… 91,92,169
コミュニケーションサンプル ……… 86,128
コミュニケーションの障害 …… 34,35,38,82,83
コミュニケーション・パートナー ……… 96,97
コミュニケーション・ボード …………… 135
コミュニケーション・マインド ……… 84,87
コンサータ ………………………………… 194,197

【さ行】

サポートブック ……………… 28,149,150,178
三角頭蓋 ………………………………………… 16
サリーとアンのテスト ………………………… 39

3（3つの）領域の特徴……………… 13,34
シェイピング………………………………73
視覚的構造化…………………… 126,152
視覚的支援…………… 87,95,134,135
視覚認知（の）優位性……… 36,95,124,134
自我の発達……………………… 156,158
実行機能………………………… 40,63,125
実行機能障害…………………… 39,40,63
自発的コミュニケーション………… 96,97
自閉症スペクトラム…………… 12,44,46,47
自閉症のタイプ………………………44,45
社会性………………………… 12,20,21,34
社会性のタイプ………………………………45
社交不安障害…………… 168,180,181,193
就学時健診…………………………… 148
重症度…………………………… 23,34,45
シューボックス………………… 101,102
就労………………………………… 48,88,159
受容性のコミュニケーション………… 82,83
情緒不安定…………… 162,163,182,186
衝動性………………………… 53,54,55,146
情報共有具………………………………… 136
心身症…………………… 20,160,182,183
診断基準………………………… 20,21,44
新版K式発達検査……………………25,26
睡眠障害…………………… 42,80,182,196
スケジュール…………………… 93,94,95,125
ストラテラ…………………………… 194,197
生活地図………………………………………62
脆弱X症候群……………………………… 18
精神病症状……………………………31,188
セレネース……………………………… 193
早期診断と早期療育……………………… 13
早期特徴……………………………………34
ソーシャル・スキル・アルバム………… 139
ソーシャルストーリー……… 136,137,138,143
想像力の障害………………………………37
素行障害…………………… 55,180,188,189

【た行】
対人関係………………………………21,44
代替・拡大コミュニケーション……………96

タイマー………………………… 63,64,78
タイム・アウト………………………… 113
多動………………………… 35,53,106,192
多動性・衝動性優勢型………………………53
チック…………………… 27,163,182,183
知的障害………………… 12,13,20,36,44
注意欠如・多動性障害……………… 12,14,53
聴覚過敏………………………… 59,117,118
通級指導教室…………………………………51
TEACCHプログラム ………… 61,93,124,127
手順書…………………… 63,108,121,135
てんかん………………………… 39,192,195
トイレ嫌い……………………………………59
トイレ排泄………………… 36,75,76,77,78
トゥレット障害…………………… 182,183
頭蓋骨早期癒合症……………………………16
トークン・エコノミー………………… 63,141
特異的発達障害…………………………50,51
得意領域…………………………………… 41
特別支援学級…………………… 148,166,167
特別支援教育…………………… 22,50,95,167
特別支援教育制度……………… 13,14,148,150

【な行】
二次障害………………… 180,181,186,190
脳画像…………………………………………15
脳機能…………………………… 14,15,17,50
脳機能障害…………………………… 15,17

【は行】
排泄の遅れ………………………………… 21
発達障害………………………………12,30,65
発達障害者支援法…………………… 13,176
パニック…………………… 115,116,161
服巻智子…………………………… 138,143
ハロペリドール………………………… 193
バロン・コーエン……………………… 39,55
ピアグループ・プログラム…………… 160
引継ぎ…………………………… 22,149,150
非行…………………… 55,180,181,188,189
非定型自閉症…………………… 13,20,44
ピモジド…………………………… 193,195

評価	23,24,50,86,192
表現性のコミュニケーション	83
不安	58,95,124,126
フェイディング	73
フェニールケトン尿症	18
不注意	53,54,195,197
不注意優勢型	53
物理的構造化	107,124,125,151
フラッシュバック	161
フラッディング	77
プロンプター	96,97
ＰＥＣＳ	87,96
ＰＥＰ−Ｒ	24,26,86,127
偏食	21,72,73,117

【ま行】

メチルフェニデート	194,197

【や行】

薬物療法	184,187,191,193
有病率	12,13

陽性の強化子	61
余暇活動	41,51,103
余暇の指導	99
夜泣き	34,182,192
読みのＬＤ	50

【ら行】

リストカット	31
リスパダール	193
リスペリドン	193,194
離乳食	34,42,72,117
リマインダー	84,85,136
療育	61,62
レスポンスコスト	141
ローナ・ウイング	45,46,127

【わ行】

ワーク	103,104,153
ワークシステム	87,89,126,128
わかりやすい環境	62

巻末資料

●本文 73 ページ「どうしたらお行儀よく食べられますか？」
●本文 77 ページ「娘はおまるをわけもなく怖がります」

『自閉症スペクトラム児との暮らし方 ――英国自閉症協会の実践ガイド』
マーチン・アイヴス，ネル・モンロ共著　寺田信一（監訳）　林恵津子（訳）　田研出版、2008 年）
[原書名：Caring for a child with autism : a practical guide for parents]
copyright © 2002 Martine Ives and Nell Munro Caring for a Child with Autism by Martine Ives and Nell Munro. Japanese language translation reproduced by permission of Jessica Kingsley Publishers through Tuttle-Mori Agency, Inc.

●本文 114 ページ「泣き叫んで親を噛んだり叩いたりする女児」

『自閉症への親の支援――TEACCH 入門』
E・ショプラー編著　田川元康監訳・梅永雄二・新澤伸子・安倍陽子・中山清司（訳）　（黎明書房、2003 年）
[原書名：Parent Survival Manual edited by Eric Schopler]
copyright © 1995 Plenum Press, New York. Japanese language translation rights arranged with Springer Science + Business Media through Tuttle-Mori Agency, Inc.

●本文 138 ページ「みんなで分ける」

『ソーシャル・ストーリー・ブック【改訂版】――入門・文例集』
キャロル・グレイ編著　服巻智子（監訳）　大阪自閉症研究会（編訳）　（クリエイツかもがわ、2010 年）
[原書名：The New Social Story Book (Illusstrated Edition) by Carol Gray]
copyright © 1994/2000 Jenison Public Schools Japanese translation published by arrangment with Future Horizones Inc. through The English Agency(Japan)Ltd.

著者
服部 陵子（はっとり・りょうこ）

熊本大学医学部卒業。精神科医。はっとり心療クリニック院長。日本児童青年精神医学会認定医。日本精神神経学会専門医。幼児期から成人期の発達障害診療および精神科診療に従事し、現在、クリニックの法人理事長職。
主な著書に、『家族が作る自閉症サポートブック――わが子の個性を学校や保育園に伝えるために』（明石書店、2008年）、『自閉症スペクトラム 家族が語るわが子の成長と生きづらさ――診断と支援にどう向き合うか』（明石書店、2017年）。

Q&A 家族のための自閉症ガイドブック
専門医による診断・特性理解・支援の相談室

2011年6月15日　初版第1刷発行
2024年5月10日　初版第2刷発行

著 者	服部陵子
発行者	大江道雅
発行所	株式会社 明石書店

〒101-0021 東京都千代田区外神田6-9-5
電　話　03 (5818) 1171
ＦＡＸ　03 (5818) 1174
振　替　00100-7-24505
https://www.akashi.co.jp

本文イラスト　榛沢典子
装幀　青山　鮎
印刷　モリモト印刷株式会社
製本　モリモト印刷株式会社

（定価はカバーに表示してあります）　ISBN978-4-7503-3380-9

[JCOPY]〈出版者著作権管理機構　委託出版物〉
本書の無断複製は著作権法上での例外を除き禁じられています。複製される場合は、そのつど事前に、出版者著作権管理機構（電話 03-5244-5088、FAX 03-5244-5089、e-mail: info@jcopy.or.jp）の許諾を得てください。

自閉症スペクトラム 家族が語るわが子の成長と生きづらさ
診断と支援にどう向き合うか

服部陵子 著　■A5判／224頁　◎2000円

知的に高機能な自閉症スペクトラムであるがゆえに、診断の機会を逃し適切な支援がなく悩みが続いた人…。当事者家族のライフストーリーを元に家族は診断と支援にどのように向き合ってきたかを精神科医が解説する。

●内容構成●

第Ⅰ章　わが子の生育史
——診断や支援の遅れ、養育困難はどのように起きたか？
子どもたちはどのように育ったか／事例が教えること——不適応から二次障害へ

第Ⅱ章　学齢期を振り返る——学齢期の苦労と課題
学齢期に深刻だったわが家の悩み／学校への疑問／親からの申し立て／学齢期に大事なこと——親は何をすべきか？

第Ⅲ章　成人期の生活と就労——現状と今後への指針
わが子の現状と今後に望むこと——親たちへのインタビューから／就労はどのように実現したか——一般企業と介護施設へ入職した二人の経過／成人期の生活と就労を考える

第Ⅳ章　自閉症スペクトラムの医学と臨床
発達障害の広がりと診断基準／合併障害について／学齢期の不適応と成人期の二次障害／診断と告知——何のために行うか？説明はどのように行うか？

家族が作る 自閉症サポートブック
わが子の個性を学校や保育園に伝えるために

服部陵子、宮崎清美 編著　■B5判／132頁　◎1300円

サポートブックは自閉症の子どもをもつ家族が学校の教師など支援者に子どもの特性やその援助方法をわかりやすく伝えるため考案した優れもの。本書は「サポートブックはなぜ必要か」「作り方」「事例集（7名）」で構成、実際のサポートブック作りを支援する。

●内容構成●

第1章　サポートブックはなぜ必要か——子どもの現実・学校の現実
子どもの現実——子どもから見た集団、一人ひとり違う／学校の現実／書いておきたい基本項目／子どもから見た集団／支援者（教師）との信頼関係を築くために／特別支援教育のスタートと家族の参加／サポートブックQ＆A／資料1 サポートブックの活用状況（アンケート結果より）／資料2 支援者（サポートブックを読んだ教師）の感想／解説 高機能自閉症とアスペルガー症候群（いわゆる高機能群）について

第2章　サポートブックの作り方（ひな形付き）
サポートブックとは（目的）サポートブックのメリット／就学（就園）する際のメリット／作り方のポイント／基本項目／フォームについて・その他／サポートブックのひな形

第3章　事例集
しょうたくん（幼稚園年長・自閉症）／ゆいかちゃん（幼稚園年長・アスペルガー症候群）／いっぺいくん（小1情緒学級・高機能自閉症）／じろうくん（小1情緒学級・自閉症）／まさきくん（小2情緒学級・自閉症）／あきらくん（小3情緒学級・アスペルガー症候群）／りょうくん（小6特別支援学校・自閉症）

〈価格は本体価格です〉

自閉症の人の機能的行動アセスメント(FBA)
問題提起行動を理解する
ベス・A・グラスバーグ、ロバート・H・ラルー著　門眞一郎訳
◎2500円

自閉症の人の問題提起行動の解決
FBA(機能的行動アセスメント)に基づき支援する
ベス・A・グラスバーグ著　門眞一郎訳
◎2500円

コミック会話
自閉症など発達障害のある子どものためのコミュニケーション支援法
キャロル・グレイ著　門眞一郎訳
◎800円

自閉症とアスペルガー症候群の子どもへの視覚的支援
家庭と地域でできる
ジェニファー・L・サブナー、ブレンダ・スミス・マイルズ著　門眞一郎訳
◎1200円

レベル5は違法行為！
自閉症スペクトラムの青少年が対人境界と暗黙のルールを理解するための視覚的支援法
カーリ・ダン・ブロン著　門眞一郎訳
◎1600円

パワーカード
アスペルガー症候群や自閉症の子どもの意欲を高める視覚的支援法
アイリーサ・ギャニオン著　ペニー・チルズ絵　門眞一郎訳
◎1200円

写真で教えるソーシャル・スキル・アルバム
ジェド・ベイカー著　門眞一郎、禮子・カースルズ、佐々木欣子訳
◎2000円

写真で教えるソーシャル・スキル・アルバム〈青年期編〉
ジェド・ベイカー著　門眞一郎ほか訳
◎2000円

自分でできるコグトレ【全6巻】
学校では教えてくれない困っている子どもを支えるトレーニングシリーズ
宮口幸治編著
◎各巻1800円

発達障害者は〈擬態〉する
抑圧と生存戦略のカモフラージュ
横道誠著
◎1800円

カモフラージュ
自閉症女性の知られざる生活
サラ・バーギエラ著　ソフィー・スタンディング絵
田宮裕子、田宮聡訳
◎2000円

自閉症スペクトラム障害とアルコール
依存の始まりから回復まで
マシュー・ティンズリー、サラ・ヘンドリックス著　田宮聡翻訳協力
長尾早江子監修　呉みどりヶ丘病院翻訳チーム訳
◎2400円

自閉症スペクトラム障害でなぜぼくは性的問題で逮捕されたのか
トニー・アトウッド、イザベル・エノ、ニック・ドゥビン著　田宮聡訳
◎2500円

自閉症スペクトラム障害のある人の才能をいかす人間関係10のルール
テンプル・グランディン、ショーン・バロン著　門脇陽子訳
◎2800円

発達障害がある子のための「暗黙のルール」
〈場面別〉マナーと決まりがわかる本
ブレンダ・スミス・マイルズほか著　萩原拓監修　西川美樹訳
◎1400円

学校や家庭で教えるソーシャルスキル実践トレーニングバイブル
子どもの行動を変えるための指導プログラムガイド
ミッジ・オダーマン・モウギー著　竹田契一監修　西岡有香訳
◎2800円

アスペルガー症候群がわかる本
理解と対応のためのガイドブック
クリストファー・ギルバーグ著　田中康雄監修　森田由美訳
◎1800円

〈価格は本体価格です〉

ドナ・ウィリアムズの自閉症の豊かな世界
ドナ・ウィリアムズ著　門脇陽子、森田由美訳　◎2500円

自閉症スペクトラムの子どもと「通じる関係」をつくる関わり方
言葉に頼らないコミュニケーション力を育てる
牧真吉著　◎1800円

アトウッド博士の自閉症スペクトラム障害の子どもの理解と支援
どうしてクリスはそんなことをするの？
トニー・アトウッド著　内山登紀夫監訳　八木由里子訳　◎1600円

ワークブック アトウッド博士の〈感情を見つけにいこう〉
①怒りのコントロール／②不安のコントロール
トニー・アトウッド著　辻井正次監訳　東海明子訳　◎各巻1200円

自閉スペクトラム症（ASD）社員だからうまくいく
才能をいかすためのマネージメントガイド
マーシャ・シャイナー、ジョーン・ボグデン著　梅永雄二訳　◎2400円

アスペルガー症候群の人の就労・職場定着ガイドブック
適切なニーズアセスメントによるコーチング
バーバラ・ビソネット著　梅永雄二監修　石川ミカ訳　◎2200円

アスペルガー症候群に特化した就労支援マニュアル ESPIDD
職業カウンセリングからフォローアップまで
梅永雄二、井口修一著　◎1600円

アスペルガー症候群・高機能自閉症の人のハローワーク
能力を伸ばし最適の仕事を見つけるための職業ガイダンス
テンプル・グランディン、ケイト・ダフィー著　梅永雄二監修　柳沢圭子訳　◎1800円

仕事がしたい！ 発達障害がある人の就労相談
梅永雄二編著　◎1800円

アスペルガー症候群の人の仕事観
障害特性を生かした就労支援
サラ・ヘンドリックス著　梅永雄二監訳　西川美樹訳　◎1800円

Q&A 大学生のアスペルガー症候群
理解と支援を進めるためのガイドブック
福田真也著　◎1800円

読んで学べるADHDのペアレントトレーニング
むずかしい子にやさしい子育て
シンシア・ウィッタム著　上林靖子、中田洋二郎、藤井和子、井潤知美、北道子訳　◎2000円

ADHDコーチング
大学生活を成功に導く援助技法
パトリシア・O・クインほか著　篠田晴男、高橋知音監訳　ハリス淳子訳　◎2000円

児童期・青年期のADHD評価スケール ADHD-RS-Ⅳ［DSM-Ⅳ準拠］
チェックリスト、標準値とその臨床的解釈
ジョージ・J・デュポールほか著　市川宏伸、田中康雄監修　坂本律訳　◎3200円

教室の困っている発達障害をもつ子どもの理解と認知的アプローチ
非行少年の支援から学ぶ学校支援
宮口幸治著　◎1800円

性の問題行動をもつ子どものためのワークブック
発達障害・知的障害のある児童・青年の理解と支援
宮口幸治、川上ちひろ著　◎2000円

〈価格は本体価格です〉